新编21世纪高等职业教育精品教材
智慧健康养老服务与管理系列

老年心理照护

主　编◎左春雨
副主编◎王　港　阮　利　孙兆元
参　编◎胡琳琳　王栋乐　代　鑫
杨月萍　韩　萍　高胜艳

中国人民大学出版社
·北京·

图书在版编目（CIP）数据

老年心理照护 / 左春雨主编. -- 北京 : 中国人民大学出版社，2023.1

新编 21 世纪高等职业教育精品教材. 智慧健康养老服务与管理系列

ISBN 978-7-300-31118-0

Ⅰ. ①老… Ⅱ. ①左… Ⅲ. ①老年人 - 护理学 - 医学心理学 - 高等职业教育 - 教材 Ⅳ. ① R471

中国版本图书馆 CIP 数据核字（2022）第 188422 号

新编 21 世纪高等职业教育精品教材·智慧健康养老服务与管理系列

老年心理照护

主　编　左春雨

副主编　王　港　阮　利　孙兆元

参　编　胡琳琳　王栋乐　代　鑫　杨月萍　韩　萍　高胜艳

Laonian Xinli Zhaohu

出版发行	中国人民大学出版社		
社　　址	北京中关村大街 31 号	**邮政编码**	100080
电　　话	010 - 62511242（总编室）		010 - 62511770（质管部）
	010 - 82501766（邮购部）		010 - 62514148（门市部）
	010 - 62515195（发行公司）		010 - 62515275（盗版举报）
网　　址	http://www.crup.com.cn		
经　　销	新华书店		
印　　刷	中煤（北京）印务有限公司		
规　　格	185 mm × 260 mm　16 开本	**版　　次**	2023 年 1 月第 1 版
印　　张	13.5	**印　　次**	2023 年 1 月第 1 次印刷
字　　数	292 000	**定　　价**	49.00 元

前言
Preface

第七次人口普查显示，我国现有老年人口达 2.64 亿，与第六次全国人口普查相比，60 岁及以上人口的比重上升 5.44 个百分点，今后五年 60 岁及以上老年人将以每年超过 1 000 万人的速度增长。从 2020 年开始“60 后”进入老年，他们经历过高考、改革开放、住房改革，思想观念相对比较开放。部分“60 后”是恢复高考后第一代接受高等教育的人，在这样的时代背景影响之下，老年人在知识结构上都有所优化。他们有独立的个性特质、时尚的品质追求、较强的信息运用能力，也会产生更高的养老需求，他们对养老服务水平、服务体验、服务质量的要求更高，所以不仅要满足其生理照护的需求，更重要的是要满足其心理、精神层面的照护需求。

新时代的养老服务需求，对养老照护与管理人员也提出了更高的要求。养老服务人员除了掌握基本的养老护理知识与技术之外，还要掌握心理照护的技巧和方法。目前关于老年心理照护方面的书籍很少，主要是两类：一类是以基础心理学理论串联的教材，偏理论性且缺乏针对性；另一类是以老年人的心理疾病为串联的教材，认为老年人是“病态的”。老年人虽然年龄渐长，但是不代表都是“问题”老人。

本书编者的优势是：有多年的一线企业顶岗经历，对老年人的心理与行为有一定的把握；有多年的一线教学经历，主编过 5 本相关教材，明确专业体系及课程体系的要求，经验丰富；有多年老年心理照护课程的讲授经历，所授课程获得过课程思政、教学能力比赛等多项奖项；有多年老年心理方面课题的研究经验，了解并掌握前沿的老年心理照护方法。

本书的编写特色：一是采用活页式模块化设计。教材内容包含老年人心理健康诊断、老年人感知强化、老年人记忆训练、老年人智力稳固、老年人情绪调适、老年人人格类型六大模块，这六个模块以老年人心理健康、心理老化的过程为主线，本着先评估、后应对来串联相应心理照护技能的思路设计。二是针对每个模块内容设置相应学习情境并下达任务书，学生带着任务展开学习，学习解决任务的知识点和技能点。三是教材基于“1+X”证书制度，融入老年照护和失智老年人照护“1+X”相关知识，实现书证融通。四是教材融入课程思政，设定现代学徒实践任务，以此强化养老专业学生素质教育和实践能力。

本书由天津职业大学心理学教授左春雨担任主编，江苏经贸职业技术学院王港、天津城市职业学院阮利、天津市养老院原院长孙兆元担任副主编，江苏经贸职业技术学院胡琳琳、承德应用技术职业学院王栋乐、天津现代职业技术学院代鑫、天津职业大学杨月萍、天津职业大学韩萍、天津职业大学高胜艳参与编写。

由衷感谢中国人民大学出版社编辑对本书编写和出版所提供的支持！感谢所有参考文献的作者所提供的优秀作品！希望本书能成为广大师生和老年朋友的“良师益友”，也恳请各位读者对本书提出宝贵意见，我们将吸纳建议，不断提高和完善。

编者

目 录

Contents

模块一
老年人心理健康诊断 —— 1

学习情境 1　老年人心理健康评估 …… 1
学习情境 2　老年人心理健康判定与诊断 …… 15

模块二
老年人感知强化 —— 31

学习情境 1　老年人感知觉训练 …… 31
学习情境 2　触摸疗法 …… 47
学习情境 3　艺术疗法 …… 58

模块三
老年人记忆训练 —— 71

学习情境 1　老年人记忆能力测评 …… 71
学习情境 2　缅怀往事疗法 …… 89
学习情境 3　适老游戏疗法 …… 103

模块四
老年人智力稳固 113

学习情境 1　认知功能障碍的筛查与评估 113
学习情境 2　认知功能训练方法 129

模块五
老年人情绪调适 143

学习情境 1　识别老年人的情绪情感 143
学习情境 2　积极心理治疗 158
学习情境 3　正念减压疗法 171

模块六
老年人人格类型 181

学习情境 1　老年人气质类型评估 181
学习情境 2　老年人人格类型评估 194

参考文献 209

模块一 老年人心理健康诊断

学习情境1 老年人心理健康评估

学习情境描述

随着人们生活水平的提高，大多数老年人“衣食住行”的基本养老需求得到满足，精神需求与日俱增。随着时代的发展与进步，“空巢”老年人越来越多，老年人孤独、抑郁等心理问题日益凸显，如何衡量和判定老年人的心理健康状况呢？

学习目标

素质目标

1. 培养为老年人服务的理念和责任感；
2. 尊重老年人的个体差异性，坚持以老年人为本的服务理念。

知识目标

1. 掌握世界卫生组织的健康标准、心理健康标准、老年人心理健康标准；
2. 了解老年人常见心理问题的症状表现；
3. 了解老年人心理健康的影响因素。

能力目标

1. 能按照健康标准、心理健康标准、老年人心理健康标准判定老年人心理健康状况；
2. 能用“五快三良”标准对老年人身心健康进行评估；
3. 能指导老年人操作老年人健康关爱平台。

任务书：评估老年人的心理健康状况

任务分析：评估“共和国勋章”获得者钟南山院士

2020 年 9 月 8 日，全国抗击新冠肺炎疫情表彰大会在北京人民大会堂隆重举行。钟南山院士被授予“共和国勋章”，上台领奖时，84 岁的他仍健步如飞，令人赞叹不已。而这已经不是钟院士第一次惊艳到我们了，回望疫情之初，他面对每天高强度的脑力及体力消耗，依然眼神坚毅、头脑清晰、思维敏捷，不但没有被压垮，反而成了全国人民的定心石。

思政育人

当社会动荡不安的时候，总会有很多“逆行者”挺身而出，朝着人群的反方向，毅然决然地前行着。“我要去现场，因为背后有 14 亿的同胞在等我！”84 岁的钟南山院士就是这样一个人。是什么支撑了他？是使命担当精神，是家国情怀。

请同学们从上述描述中列出反映钟南山院士身心健康的关键词，并判定这一关键词反映的是生理健康还是心理健康，除此之外还反映了钟南山院士怎样的品质。

任务分组

班级			组号		指导老师	
组长			学号		任务	
组员	姓名	学号	任务	姓名	学号	任务

任务清单

关键词	生理健康 / 心理健康	钟南山院士是个怎样的人	从钟南山院士身上总结出老年人心理健康的标准

学习笔记

姓名：__________ 班级：__________ 日期：__________

续表

关键词	生理健康 / 心理健康	钟南山院士是个怎样的人	从钟南山院士身上总结出老年人心理健康的标准

学习情境的相关知识点

知识点 1：健康标准

世界卫生组织关于健康的定义是："健康是一种在身体上、精神上的完美状态，以及良好的适应力，而不仅仅是没有疾病和衰弱的状态。"这就是人们所指的身心健康，也就是说，一个人在躯体健康、心理健康、社会适应良好和道德健康四方面都健全，才是完全健康的人。

健康是人类生存发展的要素，它属于个人和社会。以往人们普遍认为"健康就是没有病的，有病就不是健康"。随着科学的发展和时代的变迁，现代健康观告诉我们，健康已不再仅仅是指四肢健全、无病或虚弱，除身体本身健康外，还需要精神上有一个完好的状态。人的精神、心理状态和行为对自己和他人甚至对社会都有影响，更深层次的健康观还应包括人的心理、行为的正常和社会道德规范，以及环境因素的完美。可以说，健康的含义是多元的、相当广泛的。健康是人类永恒的主题。

知识点 2：心理健康标准

一般来说，心理健康的人都能够善待自己，善待他人，适应环境，情绪正常，人格和谐。心理健康的人并非没有痛苦和烦恼，而是他们能适时地从痛苦和烦恼中解脱出来，积极地寻求改变不利现状的新途径。他们能够深切领悟人生冲突的严峻性和不可回避性，也能深刻体察人性的善恶。他们是那些能够自由、适度地表达、展现自己个性的人，并且和环境和谐地相处。他们善于不断地学习，利用各种资源不断地充实自己。他们也会享受美好人生，同时也明白知足常乐的道理。他们不会去钻牛角尖，而是善于从不同角度看待问题。

美国心理学家马斯洛和米特尔曼提出的心理健康的十条标准

美国心理学家马斯洛和米特尔曼提出的心理健康的十条标准被公认为"最经典的标准"。

学习笔记

姓名：________　班级：________　日期：________

知识点 3：老年人心理健康的标准

心理健康问题不仅是一个公共卫生问题，还是一个备受关注的社会问题。国务院印发的《关于实施健康中国行动的意见》，将心理健康促进行动作为 15 项专项行动之一，心理健康受到国家的重视和支持。随着人口老龄化进程的加快，老龄人口的心理健康越来越成为影响家庭幸福及社会和谐的大问题。有资料表明，老年人由于身心失调引起的各种疾病占现代社会老年人全部疾病的 50%。老年人的心理健康问题严重影响着他们的生活质量以及健康水平。因此，老年人的心理健康问题不容忽视，需要全社会的共同关注。有关学者制定了十条心理健康的标准。

十条心理健康的标准

"1+X"老年人心理健康标准

知识点 4：老年人常见心理问题的症状表现

老年人随着年龄增长，身体机能不断衰退，体弱多病，生活不便，与此同时社会角色、社会环境的变化和影响，致使老年人容易出现消极的心态，各种心理问题日渐凸显，老年人常见心理问题主要表现在以下几个方面。

1. 空虚自卑心理

这种心理问题多见于退休不久或对退休后生活缺乏思想准备和规划的老年人。老年人离退休后从充实、有序的工作状态突然转变到松散、无规律的生活状态，一时很难适应，空虚感油然而生；部分老年人离退休之后由于个人的社会地位、社会角色以及经济水平的转变，担心别人不再尊重自己而开始自卑。除此之外，还有些老年人发现自己无法跟上科技快速发展的步伐，在技术和能力方面的优势日渐丧失，也容易产生自卑的心理。主要表现为常常感觉时间过得很慢、百无聊赖、生活没有意义，失望，对自己评价过低，甚至心烦意乱、坐立不安。

2. 孤独寂寞心理

人进入老年期后社会环境变化较为明显，一方面离开了工作岗位以及长期相处的同事，社交圈子变小，体弱多病、行动不便降低了与故友亲朋来往的频率，缺乏必要的社交活动而容易产生孤独寂寞的心理；另一方面配偶离世、子女成家分开居住又工作繁忙，这些老人由于缺少配偶、子女的关心、陪伴与沟通而渐渐产生孤独感。孤独可降低人们的思考能力和判断能力，使反应迟钝，从而加速衰老进程。

3. 抑郁悲伤心理

这是老年人常见的消极心理状态。步入老年，身体状况大不如前，长期遭受病痛的折磨，给生活带来诸多不便，导致老人产生抑郁悲伤心理；此外，面临生活中的各种不幸，老年人的权益得不到保障、经济窘迫、子女不孝顺、家庭关系不和等，可能导致老人对未来生活缺乏信心而产生抑郁心理。其主要表现为对任何事情不予关注、提不起兴趣，情绪低落，心情压抑，少言寡语，食欲减退，注意力不集中，失眠，等等。

学习笔记

姓名：__________ 班级：__________ 日期：__________

4. 焦虑恐惧心理

焦虑恐惧心理是指当发生严重的生活事件时，在老年人群体中容易产生的一种不安的焦急心理状态。老年人退休后，社会地位的下降，经济收入的减少，价值感、成就感的削减，这些变化都会在老年人内心产生一种无所适从的焦虑感。主要表现为心率过快、口干、多汗、失眠，内心感到害怕与恐慌，过于敏感，经常无缘无故发脾气，甚至激动失态、与人争吵。许多研究证明，焦虑和恐惧对老年人的心理健康有着极大危害，尤其是对那些孤老残障和高龄多病的"空巢"老年人的影响更加严重；少数长期焦虑的老年人还容易发展为对现实社会的不满，甚至出现反社会的言行。

知识点 5：老年人心理健康影响因素

"1+X"老年人常见心理问题的主要表现

（一）客观因素

身体衰老是人类不可抗拒的自然规律，也是最早出现的、最直接的引发老年人心理变化的因素。生理的衰老和死亡的逼近，对老年人的心理影响是转折性的和持久性的，也是带有冲击性的。

1. 感官老化

进入老年期后，感觉器官开始老化，视力和听力逐渐减退，"耳背眼花"成为显著特征，其他感觉如嗅觉、味觉也在发生退行性变化。感官的老化使老年人对外界和体内的刺激的接收和反应能力大大减弱，对老年人的心理将产生消极和负面的影响。其表现是：（1）老年人对生活的兴趣和欲望降低，常感到生活索然无味；（2）老年人反应迟钝，感觉不敏锐，由此导致闭目塞听、孤陋寡闻；（3）社交活动减少，老年人常感到孤独和寂寞。

2. 疾病增加

随着年龄的增长，老年人的各个系统生理功能出现衰退，对气候、温度等环境的适应能力和机体的抵抗力均明显下降，因此容易导致各种疾病的发生。据统计，65 岁以上老年人大约有 1/4 的人经常患病，即使没有明确身体疾病的老年人，也会因身体组织结构和机能的老化而经常感到四肢酸软、疲乏无力或腰背疼痛等，这给老年人的生活带来极大不便，常常使老年人深感苦恼和焦虑。

3. 死亡威胁

尽管生活水平的提高和医疗技术的进步，使人的寿命越来越长，但死亡终究不可避免。老年期是人生的最后一站，特别是身体日渐衰退和疾病不断缠身，使老年人与死亡显得特别接近。面对死亡，有些人从容，有些人安详，但也有不少老年人会有害怕、恐惧和悲观的情绪反应。死亡恐惧就是一种常见的老年心理障碍。

（二）主观因素

社会角色的转变、家庭状况、婚姻状况、社会环境等主观因素，对于老年人的心理

学习笔记

姓名：＿＿＿＿＿　班级：＿＿＿＿＿　日期：＿＿＿＿＿

状态也会产生重要影响。

1. 社会角色的转变

工作对于一个人来说是他作为社会人的重要标志，当他从工作岗位上退下来之后，他的社会性没有了，因此会引发老年人的心理波动和变化，甚至产生“退休综合征”。但不是每位老年人在退休后都会患“退休综合征”，只要合理、科学地安排好退休生活，坦然面对这一切，退休综合征是完全可以避免和治愈的。

2. 老年人的家庭状况

离退休后，老年人的生活范围退居到家庭之中，家庭成为老年人的主要活动场所和精神寄托。因此，家庭环境对老年人的心理将产生重要的影响。

（1）家庭结构的核心化。随着社会经济的发展，人们的生活方式和价值观念，特别是家庭观念和生育观念有了较大的变化。许多年轻人成家后自立门户，不再与老年人一起居住。家庭的分化对老年人的生活和心理会产生一定的影响。子女与老年人的分居不仅使老年人的日常生活难以得到子女的关心和照顾，更重要的是老年人期待的天伦之乐没有了，因此，老年人会产生寂寞孤独感。

（2）家庭经济状况。家庭经济收入不仅关系到人们的衣食住行，而且直接或间接影响人们对生活、对人生价值的评价和看法，影响着人们的心理状态。如果老年人家庭经济条件比较好，能够自立，对子女的经济依赖减轻，他们的自尊心就会比较强，无用感就会较弱。相反，如果经济方面比较拮据，老年人就会为生计发愁，容易产生焦虑的情绪。

（3）家庭内部人际关系。这里的人际关系主要是指老年人与子女晚辈间的关系。尊重和爱是老年人的两种重要的心理需要，在与子女晚辈的交往中可以获得。如果家庭人际关系和谐、气氛融洽，儿孙们对老年人表示出充分的尊重和孝顺，并给予无微不至的关心和照顾，老年人就能获得较大的心理满足。反之，代沟问题往往会导致家庭内部的人际关系矛盾。

3. 老年人的婚姻状况

离婚、丧偶和再婚是老年人遇到的主要婚姻问题。一般来说，对于要求离婚的一方，离婚后往往感到轻松和如释重负，而被迫离婚的一方，则有被抛弃的感觉并承受痛苦。但双方都将面对孤独和再婚的困扰。丧偶对老年人心理的影响是最严重和剧烈的。丧偶后，许多老年人以泪洗面，悲痛欲绝，还会出现不思茶饭、抑郁、疲乏，甚至因过度悲伤而患病。部分离婚和丧偶的老年人会有再婚的念头，而再婚后也会遇到很多问题，例如，如何适应对方的生活习惯、如何面对双方的子女等，这些对老年人的心理都会产生影响。

4. 社会环境因素

社会环境对老年人的心理状态也会产生一定程度的影响。营造一个有利于老年人的健康、愉快生活的社会环境，是社会不可推卸的责任，也是衡量该社会文明和发达程度

学习笔记

姓名：______ 班级：______ 日期：______

的重要标志。

（1）社会风气。尊老爱幼是中国人的传统美德，整个社会都应该关注、爱护、尊重老年人，形成爱护、尊重老年人的良好社会风气，这有利于老年人积极心理的形成。例如，在公共汽车上为老年人让座、在银行优先为老年人提供服务、热心照顾孤寡老年人等。

（2）社会福利状况。家庭养老是我国目前最主要的养老形式，但是随着社会的发展，以及家庭养老的某些不足，社会养老今后会得到较快发展。通过国家和社会向老年人提供具有优惠性质的生活、医疗、保健、娱乐、教育等服务，来实现老有所养、老有所医、老有所为、老有所乐、老有所学的目标。良好的社会福利无疑为老年人安度晚年创造了条件，对老年人的心理也将产生积极影响。但由于传统观念的影响，许多老年人对一些社会福利机构还存有偏见，这对老年人的心理也会带来不良的影响。

学习情境的技能点

技能点1：老年人身心健康评估

看一个人健康与否，我们习惯用血压、血糖等数值的高低来衡量。其实，速度也是一个非常简便易行的标准。世界卫生组织曾提出用“五快三良”标准来衡量一个人的身心健康状况。

“五快”指的是：食得快、睡得快、便得快、说得快、走得快；“三良”指的是：良好的个性、处世能力、人际关系。“五快”能在很大程度上反映一个人大脑、四肢、免疫、消化等功能，“三良”则考查的是心理健康，两者若能达标，说明身心健康。

下面请同学们根据“五快三良”的标准对个人及身边老人进行身心健康评估。按标准建议描述个体情况并给出优良中差相应等级。

举例

便得快			
标准	建议	个人评估	身边老人评估
大便时间3～10分钟。小便、大便与一个人的排毒能力有关，如果速度不够快，毒素就可能积攒在体内。一般来讲，每次大便时间3～10分钟属正常，老年人可适当长些。有大小便障碍的人，患结肠癌概率较高	每天早起喝一杯水，养成晨起定时排便的规律；多吃富含膳食纤维的蔬菜水果，每天保证6～8杯水。需要提醒的是，有心脑血管疾病的中老年人，排大便切忌求快、用力过猛，这很可能诱发心梗等突发情况，甚至出现生命危险	大便时间 10～15分钟 良	大便时间 10～15分钟 优

学习笔记

姓名：__________ 班级：__________ 日期：__________

实操

便得快			
标准	建议	个人评估	身边老人评估
大便时间3～10分钟。小便、大便与一个人的排毒能力有关，如果速度不够快，毒素就可能积攒在体内。一般来讲，每次大便时间3～10分钟属正常，老年人可适当长些。有大小便障碍的人，患结肠癌概率较高	每天早起喝一杯水，养成晨起定时排便的规律；多吃富含膳食纤维的蔬菜水果，每天保证6～8杯水。需要提醒的是，有心脑血管疾病的中老年人，排大便切忌求快、用力过猛，这很可能诱发心梗等突发情况，甚至出现生命危险		

睡得快			
标准	建议	个人评估	身边老人评估
躺下15分钟即入睡。莎士比亚说，人生第一道美餐就是睡眠，但很多人对此“胃口不佳”。沈雁英说，好睡眠有4个标准：躺下15分钟就睡着、睡时不被噩梦惊醒、起夜不超过两次、第二天醒后精神焕发。睡得“快又好”说明中枢神经系统的兴奋、抑制功能正常，且是人体免疫力的保证	做到“二要三不要”，即要适应人体生物钟，按时睡觉，要心情宁静少吵架；不要晚饭吃得太多太晚，不要睡前两小时剧烈运动，不要睡前喝咖啡、茶。此外，睡前散步、听音乐等也有助睡眠		

走得快			
标准	建议	个人评估	身边老人评估
一次步行400米。美国科学家研究发现，一次能步行约400米的老人，身体更健康，且走路速度越快，寿命越长。沈雁英说，走路能反映关节、韧带、肌肉等健康与否，还与大脑功能有一定关系。走路时左右摇晃，无法走成直线；没走多远就腿疼，都说明健康不达标。走得快具体指行动自如、身体敏捷、反应迅速，说明躯体和四肢状况良好	世界卫生组织指出，走路是最佳的运动方式之一，变着花样走更有趣、更养生，如快走能对抗糖尿病、减少中风等；走走跑跑更有助于脂肪燃烧；踮着脚走能护肾；甩手大步走不容易驼背等		

学习笔记

姓名：__________ 班级：__________ 日期：__________

食得快			
标准	建议	个人评估	身边老人评估
胃口好。沈雁英说，吃得快指的并不是速度上狼吞虎咽，而是胃口好，有食欲，不挑食。胃口好坏与胃肠道系统关系密切，如果老是没胃口，吃什么都不香，很可能肠胃不好，消化吸收功能不行	牢记“淡、杂、鲜、粗”饮食四字诀，这是江苏如皋、广西巴马等长寿之乡共同的饮食特点。“淡”是指饮食清淡，少盐少油；“杂”是指各种各样的食物都要吃，每天最好吃 5 种以上蔬果；“鲜”是指要多吃新鲜食物，维生素等营养没被破坏；“粗”指多吃粗粮，精米精面口感虽好，但营养流失较多		

说得快			
标准	建议	个人评估	身边老人评估
说话流利准确。一个人跟以前相比，如果说话越来越不利索，老“卡壳”，反应迟钝，语无伦次，更不爱说话等，很可能有脑梗、认知障碍等神经系统问题。沈雁英说，说话能反映大脑的健康程度，说得流利、表达正确、符合逻辑，也表明人精力充沛，头脑清醒	退休后的中老年朋友，应“退而不休”，多阅读书报，出去聊天下棋、唱歌跳舞等，多培养一些兴趣爱好，多与人交流、沟通		

三良	标准	个人评估	身边老人评估
良好的个性	性格温和、意志坚强、心境乐观、坦荡等		
处世能力	客观看待人和事、自控能力强、能应对突发及复杂环境		
人际关系	不吹毛求疵、不过分计较、与人为善		

注：通过以上评估练习，掌握“五快三良”的标准，学会身心健康评估的具体操作。

学习笔记

姓名：________ 班级：________ 日期：________

技能点 2：指导老年人操作老年人健康关爱平台

为关爱老年人身心健康，帮助老年人科学有效地防控新冠肺炎，切实保障老年人生命安全与身体健康，北京市老龄办与北京师范大学联手，依托北京师范大学认知神经科学与学习国家重点实验室及北师大老年脑健康研究中心，设计研发北京市“老年人健康关爱平台”并正式上线运行。

该平台聚焦疫情防控老年人的身心健康问题，建立“疫情宣教”“心理测评”“脑智康养”“身心调适”四大模块，是开展疫情防控与健康知识宣传教育、缓解疫情期间老年人因认知焦虑产生的心理问题的综合性应用平台。

学习任务：请同学们登录平台浏览体验，自行完成心理测评，熟悉操作流程和步骤，将过程与结果以图片形式记录在粘贴作业处。

思考题：

1. 老年人健康关爱平台心理测评的架构是什么？
2. 心理测评检测的是老年人的哪些方面？

粘贴作业处

知识拓展

衡量一个人是否健康的十大准则

1. 有充沛的精力，能从容不迫地担负日常生活和繁重工作，而且不感到过分紧张与疲劳。
2. 处事乐观，态度积极，乐于承担责任，事无大小，不挑剔。
3. 善于休息，睡眠好。
4. 应变能力强，能适应外界环境的各种变化。
5. 能够抵抗一般性感冒和传染病。
6. 体重适当，身体匀称，站立时头、肩、臂位置协调。
7. 眼睛明亮，反应敏捷，眼睑不易发炎。
8. 牙齿清洁，无龋齿，不疼痛；牙龈颜色正常，无出血现象。
9. 头发有光泽，无头屑。

学习笔记

姓名：________ 班级：________ 日期：________

10. 肌肉丰满，皮肤有弹性。

心理老化的表现

1. 已经没有任何创新的企图了，而且感到空虚乏味。
2. 对需要付出较多脑力劳动的工作，越来越感到力不从心。
3. 认定自己属于时代的落伍者。
4. 觉得家人及周围的人都和你过不去，而想超然于众人之外。
5. 对发生在自己身边的事视而不见，反应冷淡。
6. 常不厌其烦地向别人提起自己的往事，不管人家愿意不愿意听。
7. 当生活稍不如意时，常常会怨天尤人。
8. 当面临突发事件时，会不由自主地感到紧张无措。
9. 平日里的一切活动都是以围绕自己为中心进行的。
10. 变得越来越固执己见，自以为是。
11. 常常曲解别人的好心劝告，听不进去别人的任何意见。
12. 唠叨起来没完，而且没有心思听别人讲话。
13. 常找不到自己放置的东西，要费很大劲才能找到，记忆力明显不如从前。
14. 常常沉湎于对往事的回忆之中，并感到不安。
15. 自感办事效率明显降低了，做某一件事时总是一拖再拖。
16. 渐渐对那些没有用途与价值的东西产生兴趣。
17. 对生活中的繁杂之事感到厌烦甚至惧怕。
18. 常找借口逃避与陌生人接触。
19. 渐渐变得感情用事，言行中的理智成分越来越少。
20. 经常白天也需要较多的睡眠，而且要靠浓茶提神。

蓝皮书报告——《我国老年人的心理健康现状》

学习笔记

姓名：__________ 班级：__________ 日期：__________

学徒实践

1. 用“五快三良”评估老年人身心健康状况

利用服务学习或跟岗学徒的机会，用“五快三良”标准为你服务的老人评估身心健康状况。

便得快			
标准	建议	个人评估	身边老人评估
大便时间3～10分钟。小便、大便与一个人的排毒能力有关，如果速度不够快，毒素就可能积攒在体内。一般来讲，每次大便时间3～10分钟属正常，老年人可适当长些。有大小便障碍的人，患结肠癌概率较高	每天早起喝一杯水，养成晨起定时排便的规律；多吃富含膳食纤维的蔬菜水果，每天保证6～8杯水。需要提醒的是，有心脑血管疾病的中老年人，排大便切忌求快、用力过猛，这很可能诱发心梗等突发情况，甚至出现生命危险		

睡得快			
标准	建议	个人评估	身边老人评估
躺下15分钟即入睡。莎士比亚说，人生第一道美餐就是睡眠，但很多人对此“胃口不佳”。沈雁英说，好睡眠有4个标准：躺下15分钟就睡着、睡时不被噩梦惊醒、起夜不超过两次、第二天醒后精神焕发。睡得“快又好”说明中枢神经系统的兴奋、抑制功能正常，且是人体免疫力的保证	做到“二要三不要”，即要适应人体生物钟，按时睡觉，要心情宁静少吵架；不要晚饭吃得太多太晚，不要睡前两小时剧烈运动，不要睡前喝咖啡、茶。此外，睡前散步、听音乐等也有助睡眠		

走得快			
标准	建议	个人评估	身边老人评估
一次步行400米。美国科学家研究发现，一次能步行约400米的老人，身体更健康，且走路速度越快，寿命越长。沈雁英说，走路能反映关节、韧带、肌肉等健康与否，还与大脑功能有一定关系。走路时左右摇晃，无法走成直线；没走多远就腿疼，都说明健康不达标。走得快具体指行动自如、身体敏捷、反应迅速，说明躯体和四肢状况良好	世界卫生组织指出，走路是最佳的运动方式之一，变着花样走更有趣、更养生，如快走能对抗糖尿病、减少中风等；走走跑跑更有助于脂肪燃烧；踮着脚走能护肾；甩手大步走不容易驼背等		

学习笔记

姓名：__________ 班级：__________ 日期：__________

食得快			
标准	建议	个人评估	身边老人评估
胃口好。沈雁英说，吃得快指的并不是速度上狼吞虎咽，而是胃口好，有食欲，不挑食。胃口好坏与胃肠道系统关系密切，如果老是没胃口，吃什么都不香，很可能肠胃不好，消化吸收功能不行	牢记“淡、杂、鲜、粗”饮食四字诀，这是江苏如皋、广西巴马等长寿之乡共同的饮食特点。“淡”是指饮食清淡，少盐少油；“杂”是指各种各样的食物都要吃，每天最好吃5种以上蔬果；“鲜”是指要多吃新鲜食物，维生素等营养没被破坏；“粗”指多吃粗粮，精米精面口感虽好，但营养流失较多		

说得快			
标准	建议	个人评估	身边老人评估
说话流利准确。一个人跟以前相比，如果说话越来越不利索，老“卡壳”，反应迟钝，语无伦次，更不爱说话等，很可能有脑梗、认知障碍等神经系统问题。沈雁英说，说话能反映大脑的健康程度，说得流利、表达正确、符合逻辑，也表明人精力充沛，头脑清醒	退休后的中老年朋友，应“退而不休”，多阅读书报，出去聊天下棋、唱歌跳舞等，多培养一些兴趣爱好，多与人交流、沟通		

三良	标准	个人评估	身边老人评估
良好的个性	性格温和、意志坚强、心境乐观、坦荡等		
处世能力	客观看待人和事、自控能力强、能应对突发及复杂环境		
人际关系	不吹毛求疵、不过分计较、与人为善		

2. 指导老年人操作老年人健康关爱平台

请同学们在服务学习或跟岗学徒中协助服务老年人完成心理测评，将过程与结果以图片形式记录在粘贴作业处。

学习笔记

姓名：__________　班级：__________　日期：__________

粘贴作业处

粘贴作业处

评价反馈

教师对学生完成的几项任务进行评价，并将评价结果填入下表中。

学习情境 1：老年人心理健康评估			
评价项目		完成质量评价	
		分值	得分
任务清单	评估钟南山院士	10	
“五快三良”评估	个人评估	10	
	身边老人评估	10	
	服务老人评估	10	
老年人健康关爱平台体验		10	

学习笔记

姓名：________ 班级：________ 日期：________

学习情境 2

老年人心理健康判定与诊断

学习情境描述

老年人随着年龄的不断增长，自身的免疫功能也会逐渐下降，生理机能开始退化，躯体疾病逐渐增多。老年人由于自身健康状况和社会角色的改变，心理上比较容易产生孤独、空虚、焦虑、抑郁、疑病、失眠等心理问题。在养老服务中，除了要照护好老年人的生活起居外，更应重视和关注老年人的心理健康，加强对老年人的心理照护，这将是提升养老服务质量的重要内容。因此，养老从业人员应该具备相关专业知识，能够及时、准确识别老年人的各种心理问题，分析原因并能制定对应的心理照护对策。如何判定老年人出现了心理问题？如何诊断心理问题的严重程度？采用什么样的方法能够对有心理问题的老年人进行干预呢？

学习目标

素质目标

1. 提升劳动意识，在活动模拟中体验职业；
2. 弘扬中国传统文化，树立文化自信。

知识目标

1. 了解应激、应激心理反应、心理压力、压力源、压力－素质模型的概念及相关知识；
2. 掌握心理健康三标准；
3. 掌握心理正常与心理异常区分的三原则；
4. 熟悉心理问题界定范围和症状表现。

能力目标

1. 会用社会再适应量表判定老年人心理健康状况；
2. 能用心理问题的界定方法诊断老年人心理健康状况。

任务书：判定和诊断老年人的心理健康状况

任务分析：判定并诊断薛阿姨的心理健康状况

薛阿姨，67 岁，独居，一直以来为人热情，善于交际，乐于助人。最近两年薛阿姨的几个好友和同事相继到外地给子女看孩子，她长期一个人在家缺少与人交流，越发感觉孤独。不幸的是远在老家的母亲又突发脑出血离世，她没能见到最后一面，开始出现心情低落、食欲不振，常独自默默流泪，经常性失眠。远在国外的儿子给她打电话都感觉母亲像变了一个人，起初只是不再像以前那么健谈，在最近的几次通话中，母亲经常说活着没什么意思，再后来母亲说好像听见姥姥叫她。

请同学们仔细阅读上述案例，找出能反映薛阿姨出现心理问题的语句，并判定薛阿姨是否出现心理问题，诊断心理问题的严重程度。

任务分组

<table>
<tr><td>班级</td><td colspan="2"></td><td>组号</td><td colspan="2"></td><td>指导老师</td><td></td></tr>
<tr><td>组长</td><td></td><td></td><td>学号</td><td></td><td></td><td>任务</td><td></td></tr>
<tr><td rowspan="4">组员</td><td>姓名</td><td>学号</td><td colspan="2">任务</td><td>姓名</td><td>学号</td><td>任务</td></tr>
<tr><td></td><td></td><td colspan="2"></td><td></td><td></td><td></td></tr>
<tr><td></td><td></td><td colspan="2"></td><td></td><td></td><td></td></tr>
<tr><td></td><td></td><td colspan="2"></td><td></td><td></td><td></td></tr>
</table>

任务清单

<table>
<tr><td rowspan="2">找出反映薛阿姨可能出现心理问题的语句</td><td rowspan="2">判定薛阿姨是否出现心理问题
在相应选项上画√</td><td colspan="5">诊断心理问题的严重程度
在相应数字上画√</td></tr>
<tr><td>5</td><td>4</td><td>3</td><td>2</td><td>1</td></tr>
<tr><td></td><td rowspan="5">是　否</td><td></td><td></td><td></td><td></td><td></td></tr>
<tr><td></td><td></td><td></td><td></td><td></td><td></td></tr>
<tr><td></td><td></td><td></td><td></td><td></td><td></td></tr>
<tr><td></td><td></td><td></td><td></td><td></td><td></td></tr>
<tr><td></td><td></td><td></td><td></td><td></td><td></td></tr>
</table>

学习笔记

姓名：________ 班级：________ 日期：________

学习情境2 老年人心理健康判定与诊断

学习情境的相关知识点

知识点 1：应激

应激是由危险的或出乎意料的外界情况的变化所引起的一种情绪状态，是决策心理活动中可能产生的一种心理因素。导致应激的刺激可以是躯体的、心理的和社会文化的诸因素。但是这些刺激通常不能直接地引起应激，在刺激与应激之间还存在着许多中介因素，诸如人体健康、个性特点、生活经验、应付能力、认知评价、信念以及所得社会支持的质与量等，均可起重要的调节作用。应激的积极作用在于使有机体具有特殊防御排险机能，能使人精力旺盛，激化活力，思维清晰、准确，动作机敏，推动人化险为夷，及时摆脱困境。这种情况常常产生于随机决策、应变决策、应急决策、风险决策等决策心理活动过程之中。但紧张而又长期的应激，会产生全身兴奋，注意和知觉的范围缩小，言语不规则、不连贯，行为动作紊乱。整个应激过程可分为警觉期（应激因素导致生理、心理变化）、抵抗期（自我防护力量发生作用，以促使平衡恢复）、衰竭期（由于生理、心理能量的大量损耗，使人处于虚弱甚至“崩溃”状态，易于发生心理的或躯体的疾病）。

知识点 2：应激心理反应

应激心理反应是指应激反应的一个方面，大体上可分为情绪反应、自我心理防御反应及行为反应。情绪反应中最多见的是焦虑，还有愤怒、内疚、恐惧、抑郁、习得无助等。个体在应付应激时，其内部心理活动中具有自觉或不自觉地解脱烦恼、减轻内心不安，以恢复情绪平衡与稳定的一种适应性倾向，即自我心理防御反应。常见的自我心理防御反应有合理化、压抑、投射、倒退、升华、否认、补偿、抵消等。一般认为，心理防御机制有两种作用：积极作用，即能暂时解除痛苦和不安；消极作用，即仅仅是一种“自我欺骗”，真正的问题并没有解决。行为反应常与情绪反应有密切的联系。行为反应主要有攻击、退缩等。应激期间一个人产生何种心理反应，受应激源、环境因素、本身人格因素的影响。即使是同一个人对相同的应激源，不同时期也会有不同反应。

应激心理反应的自我判断可以从行为、身体、情绪、思维、社交五个方面判定。

（1）行为方面。活动力增加或减少；很难交流；情绪激动、易怒；没办法休息或放松；无法正常工作；经常哭泣；高度警惕，过度担忧；思想不易集中，做事的时候，容易发生事故。

（2）身体方面。肠胃问题；头痛，其他酸痛；视觉障碍；体重减轻或增加；出汗或发冷；肌肉抽搐；容易受惊吓；慢性疲劳或睡眠障碍；免疫系统疾病。

（3）情绪方面。感到英勇、无敌；否认现实；焦虑或恐惧；抑郁；愧疚；冷漠；悲伤。

疫情下不同人群的应激心理反应

学习笔记

姓名：________ 班级：________ 日期：________

（4）思维方面。记忆问题；失去方向感、时常困惑；思维过程缓慢；注意力不集中；无法决定事件的优先级、无法做决定；失去客观性。

（5）社交方面。自我隔离；责备自己；难以给予他人帮助，或难以接受帮助；无法享受乐趣。

思政育人

面对突发事件，我们要做到沉着冷静，理性分析，树立正确的防范意识，不信谣，不传谣，保持乐观向上的心态，积极传播正能量；同时注重提高自身应对和处理突发事件的能力。

知识点3：心理压力

心理压力是外界环境的变化和机体内部状态所造成的人的生理变化和情绪波动。导致心理压力的因素很多，而且来源、性质不尽相同。可能是来自社会的，也可能是来自家庭的；可能是愉快的，也可能是不愉快的；可能是有益的，也可能是有害的。不管怎样，人面对压力总是要采取某种态度去适应它。愉快的、有利的心理压力，一般来说对人的健康不会造成危害；短暂的心理压力对人的身心健康的危害甚小，但长期的心理压力会使人在生理上产生过度的反应。如果不愉快的、有害的心理压力不能得到积极克服，会导致种种疾病。

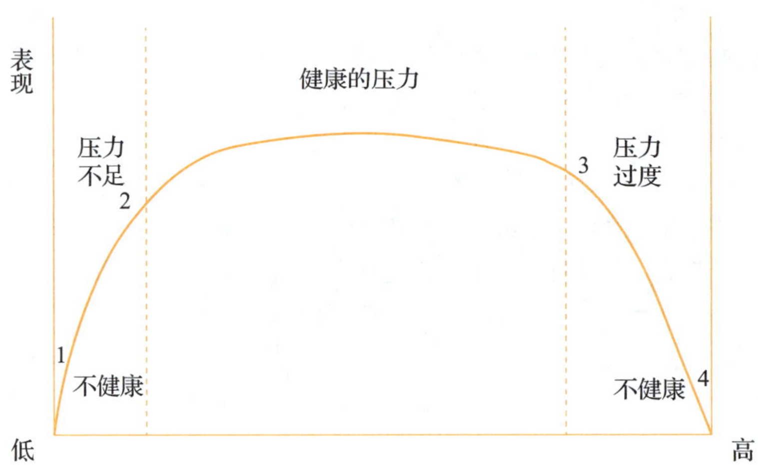

知识点4：压力源

1. 压力源概念

压力源又称应激源或紧张源，是指任何能够被个体知觉并产生正性或负性压力反应的事件或内外环境的刺激。作为刺激被人感知到，或作为信息被人接收到，一定会引起主观的评价，同时产生一系列相应心理和生理变化。如果刺激需要付出较大努力

学习笔记

姓名：__________ 班级：__________ 日期：__________

才能进行适应性反应或这种反应超过了人所能够承受的适应能力，就会引起人的心理、生理平衡的失调即紧张状态反应的出现，这个使人感到紧张的内外刺激就是压力源。

2. 压力源分类

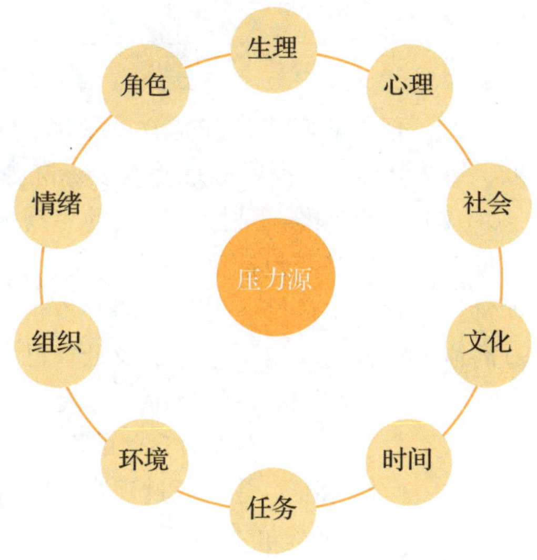

（1）按照来源分为：生物性压力源、精神性压力源和社会环境性压力源。生物性压力源，是一组直接阻碍和破坏个体生存与种族延续的事件，包括躯体疾病创伤或疾病、饥饿、噪声、气温变化等；精神性压力源，是一组直接阻碍和破坏个体正常精神需求的内在事件和外在事件，包括错误的认识结构、个体不良经验、道德冲突及长期生活经历造成的不良个性心理特点等；社会环境性压力源，是一组直接阻碍和破坏个体社会需求的事件。社会环境性压力源分为两方面：一是纯社会性的，如重大社会变革、重要人际关系破裂、家庭长期冲突、战争、被监禁等；二是由自身状况，如个人精神障碍，传染病等造成的人际适应问题。

将压力源分为三种类型是理论分析的需要，现实情况并非如此。因为纯粹的单一的压力源，在现实生活中极少，多数压力源都涵盖着两种以上的因素，特别是精神性压力源和社会环境性压力源，有时是浑然一体的状态。三种压力源之间有着不可分割的联系，所以我们在实践领域，特别是在分析求助者心理问题的根源时，必须把三种压力源作为有机整体加以考虑。

（2）按照影响生活的程度分为：急性压力源和慢性压力源。急性压力源也称消极生活事件，是指非连续性的，有清晰的起止点，可以观测的明显的生活改变；慢性压力源是指日常困扰，可以分为生活小困扰和长期社会事件所带来的困扰。

知识点 5：压力 – 素质模型

压力 – 素质模型经常用来解释那些处于消极环境中的脆弱性个体的发展问题，其中“素质”指个体先天的生物或遗传特征，如气质、神经系统的敏感性等。压力 – 素质模型主要包括两个部分的因素：一是个人素质，代表了我们自身的易感性；二是危机事件。

如果把一个人的生活比喻成一次航海，那么每个个体就是一艘航船，而每艘船都会有一个龙骨。这个结构可比拟为个人素质，即我们自身的易感性，包括遗传基因的易感性倾向，也包括我们在幼年时期或前不久经历过的一些创伤性事件而形成的易感性倾向。龙骨深长代表这个个体的易感性比较高，龙骨短浅代表易感性比较低。易感性并不

学习笔记

姓名：________ 班级：________ 日期：________

能预测我们未来一定会发生什么，即使个体的天生易感性非常高，但是如果人生经历一帆风顺，也是可以保持一直平稳航行下去。

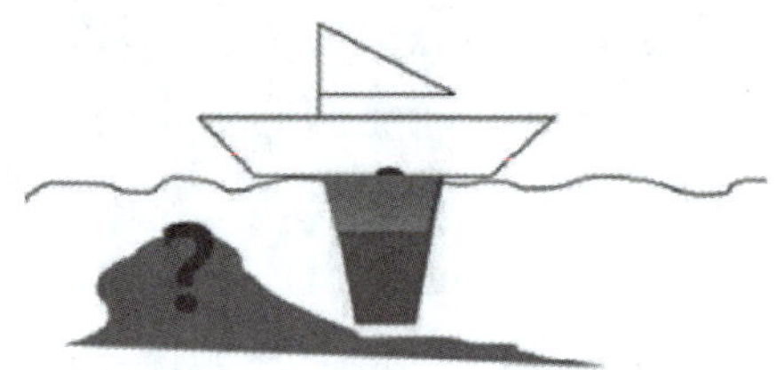

压力–素质模型（龙骨深长）

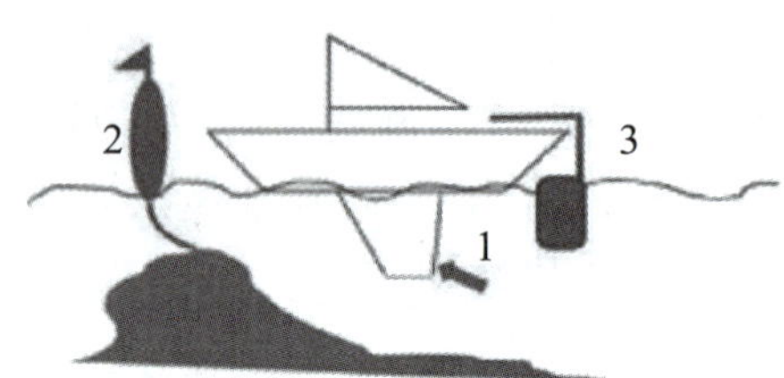

压力–素质模型（龙骨短浅）

知识点 6：心理健康三标准

著名心理学家许又新提出心理健康的三个标准，即体验标准、操作标准和发展标准。

（1）体验标准：是指以个人的主观体验和内心世界为准，主要包括良好的心情和恰当的自我评价。自我感觉良好，对自己的评价很适当，不过高地高估自己，也不过分地贬低自己，对自己有一个稳定而客观的评价标准，不受他人评价的影响，不会过分担心别人对自己的看法。

（2）操作标准：是指通过观察、实验和测验等方法考察心理活动的过程和效应，其核心是效率，主要包括个人心理活动的效率和个人的社会效率或社会功能（如工作及学习效率高、人际关系和谐等）。即做事情比如工作学习是否可以正常进行，是否可以达到满意的效果，人际关系是否存在问题，是否可以很融洽地跟别人相处。

（3）发展标准：指有向较高水平发展的可能性，并且有使可能性变成现实的行动措施。即是否有理想有目标，并且可以把这些理想和目标实现，让自身得以发展。

体验标准和操作标准主要着眼于横向，考虑一个人的精神现状；发展标准着重对人的心理状况进行时间纵向（过去、现在与未来）的考察分析。衡量心理健康时需将这三种标准联系起来综合考察。

知识点 7：心理正常与心理异常区分的三原则

（1）主观世界与客观世界的统一性原则。精神病性的幻觉是无对象的知觉，妄想是一种脱离现实的病理性思维。若一个人听到了别人在议论他，说他的坏话，并坚信有人在害他、攻击他、诽谤他，这个人感到非常愤怒，痛不欲生。在我们看来根本没有事实根据基础，这种人所想所反应的情感不被人理解。故评价这个人心理不正常，他的主观世界与客观世界是不统一的。

（2）心理活动的内在协调性原则。知、情、意、行协调一致是人类精神活动的整体性表现，一个人的心理过程一致表现在内心体验与环境的一致，如该笑的场合就笑，该哭的场合就哭。儿子结婚办喜事喜气洋洋，已故亲人办丧事痛哭流涕，这就是情感与所处的环境协调一致。该哭的不哭，该笑的不笑，这就是反常、病态。

（3）人格的相对稳定性原则。江山易改，本性难移，说明了人格的相对稳定性。若一个人没有明显的外界因素而出现性格的反常，如平素开朗外向，突然沉默寡言，孤僻

学习笔记

姓名：＿＿＿＿ 班级：＿＿＿＿ 日期：＿＿＿＿

不接触人，我们认为是破坏了他性格的稳定性，是反常，如抑郁症。

案例

我病了吗？

一位内向而又很爱自己老伴的老人，因老伴刚刚去世，导致近期心情不好，并因此影响睡眠和食欲，感觉天要塌下来了，不知如何是好。请问她这是哪种心理健康状态呢？另外一个 65 岁的女性，她本来是一位仓库保管员，退休已 5 年。近两个月来，突然在每天半夜 12 点至凌晨 3 点左右，都听见原来同事中的 4 男 1 女，在自己窗外议论自己，说自己当保管员时太严格，了解他们一些违反政策的事，现在合伙商量要把自己清除掉。她叫来自己在公安局工作的女婿进行侦察，证明并无此事，但自己不能消除这种声音和恐惧的心理，这又是哪种心理健康状态呢？

思政育人

养老服务人员要具有实事求是的科学态度，坚持一切从实际出发，做事要严谨、规范、科学，这也是必备的职业素养之一。因此，通过学习的心理学知识，可以对老人做一个初步的判定和诊断，不能随便给老人“贴标签”，如感觉问题严重或可疑，可请教于专业人士或就医确诊。

学习情境的技能点

技能点 1：老年人的压力指数测量

目前人们公认的、有一定使用价值的测量压力源的量表——社会再适应量表（SRRS），是 1967 年由精神病专家霍尔姆斯和雷赫在美国对 5 000 余人进行了关于生活事件（指造成人们生活上的变化并要求对其适应和应付的社会生活情境和事件）对健康影响的调查研究设计而成的，经实践检验，该量表有一定实用价值。“量表上得分较高的人，较容易罹患心脏病、骨折、糖尿病、白血病以及小感冒”。量表中的分数，也与“精神障碍、抑郁、精神分裂症以及严重的心理疾病”有关。另外，多种生活事件不断地累加，其效应就更明显，由于遭遇者的整体免疫功能降低，极易患病。

使用方法：使用者逐一对照量表中的生活事件，如果在最近 12 个月中发生过该事件，请记下经历事件的次数，再乘以后面对应的压力指数，最后将各项的分数相加即为去年一年的生活压力总分。

实操

下面请同学们先互相测试一下，熟悉量表的使用，并计算出被测者的压力总分。然

学习笔记

姓名：________ 班级：________ 日期：________

后阅读评分标准，在相应区域内画√。

姓名		测试时间			总分		
序号	生活事件	压力指数	得分	序号	生活事件	压力指数	得分
1	配偶死亡	100		23	子女离家	29	
2	离婚	73		24	司法纠纷	29	
3	夫妻分居	65		25	个人突出成就	29	
4	拘禁	63		26	妻子开始工作或离职	26	
5	家庭成员死亡	63		27	上学或转业	26	
6	外伤或生病	53		28	生活条件改变	25	
7	结婚	50		29	个人习惯改变	24	
8	解雇	47		30	与上级有矛盾	23	
9	复婚	45		31	工作时间或条件改变	20	
10	退休	45		32	搬家	20	
11	家庭成员患病	44		33	转学	20	
12	怀孕	40		34	娱乐改变	19	
13	性生活问题	39		35	宗教活动改变	19	
14	家庭添员	39		36	社交活动改变	18	
15	调换工作	39		37	小量借贷	17	
16	经济状况改变	38		38	睡眠习惯改变	16	
17	好友死亡	37		39	家庭成员数量改变	15	
18	工作性质改变	36		40	饮食习惯改变	15	
19	夫妻不和	35		41	休假	13	
20	中量借贷	31		42	过节	12	
21	归还借贷	30		43	轻微的违法行为	11	
22	职位改变	29					

评分标准：

学习笔记

姓名：＿＿＿＿ 班级：＿＿＿＿ 日期：＿＿＿＿

得分	您的得分属于（请画√）	患病概率
0 ～ 149 分		没有重大问题
150 ～ 199 分		轻微的健康风险（1/3 的可能性患病）
200 ～ 299 分		中度的健康风险（1/2 的可能性患病）
300 分以上		严重的健康风险（80% 的可能性患病）

技能点 2：老年人心理健康状况诊断

随着社会竞争的不断提高，由此引发的一系列心理问题也日益凸显，人们往往会出现一些心理问题，有时候会觉得自己变得不舒服了，需要去寻求心理咨询。有的人会觉得是不是自己心理异常或者自己心理变态了，然后开始往自己身上扣各种帽子，把自己标签化。这是一种不好的现象，如何解决胡乱给自己贴标签的问题，就要了解到底什么是心理不健康、什么是心理异常。一般来说，对于心理问题的界定如下图所示。

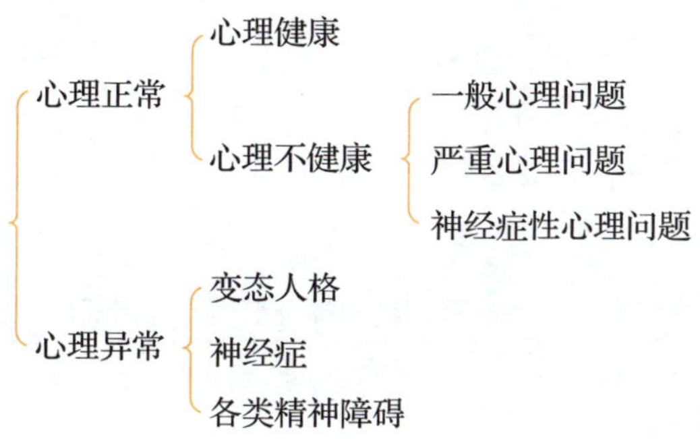

我们把所有人划分为心理正常人群及心理异常人群。心理正常又可分为心理健康和心理不健康两个等级。这里说的“心理正常”，是指具备正常功能的心理活动，或者说是不包含有精神病症状的心理活动；而这里说的“心理不正常”，就是变态心理学中说的“心理异常”，是指有典型精神障碍（俗称“精神病”）症状的心理活动。很显然，“正常”和“异常”是标明和讨论“有精神障碍”或“没有精神障碍”等问题的一对范畴。而“健康”和“不健康”，是另外一对范畴，是在“正常”范围内，用来讨论“正常心理”水平的高低和程度如何。可见，“健康”和“不健康”这两个概念，统统包含在“正常”这一概念之中。这种区分是符合实际的，因为，不健康不是有病，不健康和病是两类性质的问题。心理咨询机构及个人只能针对正常心理人群进行咨询服务（无药物治疗），精神科针对异常心理人群进行治疗（大多数需要药物配合）。

学习笔记

姓名：＿＿＿＿　班级：＿＿＿＿　日期：＿＿＿＿

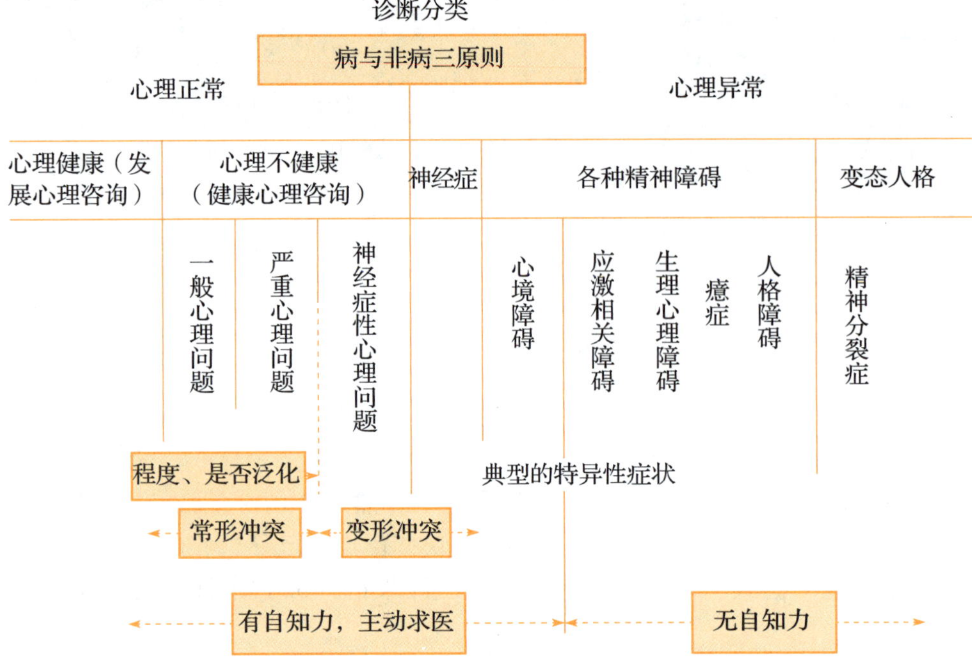

心理不健康可以分为：一般心理问题、严重心理问题和神经症性心理问题，三者的区分原则见下表。比如像我们平时遇到一些挫折的时候表现出的不开心的状态，这种状态持续的时间不超过两个月，并且没有严重影响我们的社会功能，自己可以自主调控情绪的属于一般心理问题。

一般心理问题、严重心理问题和神经症性心理问题的区分原则

	一般心理问题	严重心理问题	神经症性心理问题
激发因素	现实因素	现实因素	变形冲突
	常形冲突	常形冲突	
持续时间	1～2个月	2个月以上，半年以下	常常不足3个月
情绪反应	理智控制	可能短暂失去理智控制	失控，常人难以忍受
社会功能	正常，效率下降	受到一定影响	可以正常学习生活，但人际关系可能受到影响
泛化	无	有	有

（1）一般心理问题，是指由现实因素引发，持续时间较短，情绪反应未泛化且尚在理性控制之下，社会功能没有严重受损的心理不健康状态。一般心理问题属于心理正常的心理不健康范畴，对一般心理问题的确定及干预是心理咨询师的主要工作内容。

一般心理问题有四个特征：因现实生活、工作、处事失误等因素产生了使个体体验到不良情绪（厌烦、后悔、沮丧、自责）的心理冲突，且心理冲突为常形；不良情绪

学习笔记

姓名：________ 班级：________ 日期：________

不间断地持续一个月或间断性地持续两个月仍不能自行化解；不良情绪仍在理智控制之下，基本维持正常的社会功能，但效率下降；不良情绪没有泛化。

（2）严重心理问题，是由相对强烈的现实因素激发，初始情绪反应强烈、持续时间较长、内容充分泛化的心理不健康状态。严重心理问题，有时伴有某一方面的人格缺陷，心理冲突是常形的，持续时间在半年之内。临床上，社会功能破坏程度，也可以作为参考因素予以考虑，如果出现“严重心理问题”后的一年之内，求助者在社会功能方面出现严重缺损，那么，应作为可疑神经症或其他精神障碍对待。

（3）神经症性心理问题，又被称为可疑神经症，已接近神经衰弱或神经症，或者它本身就是神经衰弱或神经症的早期阶段。有时，我们也把有严重心理问题但没有严重的人格缺点者（如均衡性较差的人格）列入这一类。

实操

请同学们根据上述心理问题的界定方法，为自己做心理健康诊断，熟悉界定范围和症状表现。

<table>
<tr><td rowspan="5">姓名</td><td rowspan="5"></td><td rowspan="4">诊断时间</td><td rowspan="4"></td><td rowspan="4">初诊结果</td><td colspan="4">正常</td></tr>
<tr><td rowspan="2">健康</td><td colspan="3">不健康</td></tr>
<tr><td>一般心理问题</td><td>严重心理问题</td><td>神经症性心理问题</td></tr>
<tr><td></td><td></td><td></td><td></td></tr>
<tr><td colspan="7">请在下面相应症状处画√</td></tr>
<tr><td colspan="2">知情意是否统一（情绪反应）</td><td>正常</td><td>理智控制</td><td>可能短暂失去理智控制</td><td colspan="4">失控，常人难以忍受</td></tr>
<tr><td colspan="2">社会化（社会功能）</td><td>正常</td><td>正常，效率下降</td><td>受到一定影响</td><td colspan="4">可以正常学习生活，但人际关系可能受到影响</td></tr>
<tr><td colspan="2">病程（持续时间）</td><td>无</td><td>1～2个月</td><td>2个月以上，半年以下</td><td colspan="4">常常不足3个月</td></tr>
<tr><td colspan="2">泛化</td><td>无</td><td>无</td><td>有</td><td colspan="4">有</td></tr>
</table>

知识拓展

老年人心理健康问题的干预方法

1. 家人关注，家庭和睦

老年人最需要家人的陪伴与沟通。家属应多多关注老年人，特别是对于丧偶及身患疾病的老年人，子女不仅要在日常生活中给予关心、体贴和照顾，还要从精神上、心理上给予更多的慰藉，让老人时刻感到快乐温馨，保持心胸开阔、乐观向上的态度。比

学习笔记

姓名：______　班级：______　日期：______

如，平时多抽出时间陪老人散散步，聊聊他们感兴趣的话题，回忆开心的往事；遇事多跟老人商量，听取他们的意见和建议，使老人体会到自己存在的价值，这样才能有效减轻其失落、孤独、恐惧的心理。温馨祥和的家庭氛围能给人心灵上的安抚与慰藉，因此全家人要相互理解与宽容，相互关心与爱护，尊老爱幼，融洽相处。

2. 社会支持，社区保障

老吾老以及人之老，满足老年人心理需求、缓解老年人心理健康问题还需要全社会给予支持与帮助。比如，国家进一步完善保障老年人权益的各项制度，逐步改善老年人生活；全社会大力弘扬尊老、敬老、爱老、助老的传统美德；基层社区补充完善各类老年福利设施，为老年人开辟更多娱乐场所，比如，利用重要节日多组织老年人活动，给老年人提供更多的活动空间和场所，不断丰富老年人的精神生活，指导老年人过好晚年生活。

3. 积极参与活动，培养兴趣爱好

随着年龄的增大，与社会接触越来越少，生活半径越来越小，老年人逐渐处于一种相对封闭的状态，从而容易出现各种心理健康问题。因此，老年人应该打开自己的生活圈子，走出家门，多接触社会，结识新朋友，重建新的人际关系，开拓新的生活领域，与同龄人在沟通中交流思想、抒发感情，互相安慰，互相鼓励，交流生活经验，减少空虚感、孤单感；老年人应当根据身体条件和兴趣爱好，丰富精神文化生活，如种植花草、垂钓、唱歌、跳舞、书写、绘画、下棋、旅游等，既可锻炼身体、延缓衰老，又可调畅情志、陶冶情操，培养对生活的热爱，体会人生的乐趣，使生活更有意义。

案例

“莫道桑榆晚 为霞尚满天”一位积极乐观的奶奶

九九颐家康养中心有一位积极乐观、为创造精彩老年生活做出许多努力的老人——万奶奶。万奶奶原先是文工团的一名干部，喜欢唱歌、跳舞、打鼓，并且有丰富的组织、设计、表演节目的经验，是一位多才多艺的奶奶。拥有这么多闪光点的万奶奶在养老院内的生活也是十分多彩的。

万奶奶在养老院内结识了许多和她一样的积极乐观的老人，并将她们组织起来成立文艺团体，带领她们一起学习唱歌、舞蹈，并经常为大家表演节目，丰富了老人们的娱乐生活，打破了养老院以往沉闷的氛围。据万奶奶回忆，她们一共组织、参与了 30 多场活动，不仅带动了院内身体健康的老人参与到活动中，还带领团队为一位经历严重创伤的奶奶表演了一场节目，鼓励这位奶奶树立信心、积极面对生活。

资料来源：江西洪宇社会工作服务社．“莫道桑榆晚 为霞尚满天”一位积极乐观的奶奶．(2020-08-13)[2022-03-04]. https://new.qq.com/omn/20200813/20200813A0AIQZ00.html.

“1+X”增进老年人心理健康的具体方法

4. 树立信心，乐享生活

老年人应正确认识生命发展过程，人的一生，老年期是必经阶段，

学习笔记

姓名：＿＿＿＿ 班级：＿＿＿＿ 日期：＿＿＿＿

这是不可抗拒的自然规律。退休后的时光正是老年人的黄金时间，可以完成年轻时没有时间、没有经济能力去做的事情，应该树立“第二青春”的意识和“精彩人生从60岁开始”的理念。晚年生活并不意味着枯燥、乏味和止步不前，而是要“换一条跑道”继续前进。随着科技的日新月异，各种智能产品层出不穷，老年人要勇于尝试新事物，紧随时代发展步伐，同时还可以服务社会，奉献社会，继续发挥余热，实现生命价值，做健康快乐有为的老人。因此，老年人要端正心态，不要轻言衰老，不要轻言后退，树立积极的养老观，欣然步入人生新阶段，挑战老年，拥抱生活。

5. 开展心理健康教育，提高健康意识

针对老年人的情感和心理需求，社区人员可以组织开展老年人心理健康讲座，普及心理健康知识、心理调适方法，让老年人学会通过自我调节积极防治心理疾病，解除心理障碍；与此同时，开展老年健康宣传周活动，增强老年人的健康意识，提高老年人的健康素养和健康水平，改善我国老年人目前存在的“长寿但不健康”的现状，不但追求生命的长度，更要注重生命的质量。

疫情压力下的应激反应与应对策略——西南交大心理支持手册之二

学习笔记

姓名：＿＿＿＿　班级：＿＿＿＿　日期：＿＿＿＿

学徒实践

1. 社会再适应量表实践应用

利用服务学习或跟岗学徒的机会，用社会再适应量表测量老年人心理压力指数，判断老年人心理健康状况。将工作过程与结果以图片形式记录在粘贴作业处。

姓名		测试时间			总分		
序号	生活事件	压力指数	得分	序号	生活事件	压力指数	得分
1	配偶死亡	100		23	子女离家	29	
2	离婚	73		24	司法纠纷	29	
3	夫妻分居	65		25	个人突出成就	29	
4	拘禁	63		26	妻子开始工作或离职	26	
5	家庭成员死亡	63		27	上学或转业	26	
6	外伤或生病	53		28	生活条件改变	25	
7	结婚	50		29	个人习惯改变	24	
8	解雇	47		30	与上级有矛盾	23	
9	复婚	45		31	工作时间或条件改变	20	
10	退休	45		32	搬家	20	
11	家庭成员患病	44		33	转学	20	
12	怀孕	40		34	娱乐改变	19	
13	性生活问题	39		35	宗教活动改变	19	
14	家庭添员	39		36	社交活动改变	18	
15	调换工作	39		37	小量借贷	17	
16	经济状况改变	38		38	睡眠习惯改变	16	
17	好友死亡	37		39	家庭成员数量改变	15	
18	工作性质改变	36		40	饮食习惯改变	15	
19	夫妻不和	35		41	休假	13	
20	中量借贷	31		42	过节	12	
21	归还借贷	30		43	轻微的违法行为	11	
22	职位改变	29					

评分标准：

学习笔记

姓名：__________ 班级：__________ 日期：__________

得分	您的得分属于（请画√）	患病概率
0 ～ 149 分		没有重大问题
150 ～ 199 分		轻微的健康风险（1/3 的可能性患病）
200 ～ 299 分		中度的健康风险（1/2 的可能性患病）
300 分以上		严重的健康风险（80% 的可能性患病）

粘贴作业处　　粘贴作业处　　粘贴作业处

2. 诊断老年人心理健康状况

利用服务学习或跟岗学徒的机会，为有需求的老人做心理健康诊断。注意，利用所学知识只是做一个初步诊断，如怀疑有严重心理问题，应建议老人去医院就诊。将工作过程与结果以图片形式记录在粘贴作业处。

<table>
<tr><td rowspan="4">老人代号</td><td rowspan="4"></td><td rowspan="4">诊断时间</td><td rowspan="4"></td><td rowspan="4">初诊结果</td><td colspan="4">正常</td></tr>
<tr><td rowspan="2">健康</td><td colspan="3">不健康</td></tr>
<tr><td>一般心理问题</td><td>严重心理问题</td><td>神经症性心理问题</td></tr>
<tr><td></td><td></td><td></td><td></td></tr>
<tr><td></td><td></td><td colspan="7">请在下面相应症状处画√</td></tr>
</table>

知情意是否统一（情绪反应）	正常	理智控制	可能短暂失去理智控制	失控，常人难以忍受
社会化（社会功能）	正常	正常，效率下降	受到一定影响	可以正常学习生活，但人际关系可能受到影响
病程（持续时间）	无	1 ～ 2 个月	2 个月以上，半年以下	常常不足 3 个月
泛化	无	无	有	有

学习笔记

姓名：＿＿＿＿　班级：＿＿＿＿　日期：＿＿＿＿

粘贴作业处

粘贴作业处

评价反馈

教师对学生完成的几项任务进行评价，并将评价结果填入下表中。

学习情境 2　老年人心理健康判定与诊断			
评价项目		完成质量评价	
		分值	得分
任务清单	判定并诊断薛阿姨的心理健康状况	10	
压力指数测量	个人评估	10	
	服务老人评估	10	
心理健康状况诊断	个人评估	10	
	服务老人评估	10	

学习笔记

姓名：__________ 班级：__________ 日期：__________

模块二 老年人感知强化

学习情境 1

老年人感知觉训练

学习情境描述

根据联合国 2015 年的推测，到 2030 年，全球 60 岁和 60 岁以上老年人的人口数目会达到 14 亿人。一个严重困扰 65 岁以上老年人身心健康的问题是，他们不断攀升的“摔倒”事故。据报道，30% ～ 40% 的老年人摔倒事故会直接或间接地造成他们的身体损伤和疼痛。其死亡率高达 20% ～ 30%，且致残率高，42% 患者不能恢复伤前活动力，35% 不能独立行走。世界卫生组织指出，在全世界范围内，每年登记的摔倒案例有 40 万以上。摔倒事故在老年人“事故死亡”中排列第二名。

有研究者提出，大脑中几个感知觉器官分享和利用外界信息的能力下降和方式改变，是老年人摔倒的主要原因。那么如何对老年人进行感知觉训练以减少老年人的摔倒事故呢？

学习目标

素质目标

1. 培养养老服务人员尊老敬老的职业素养，提升为老年人服务的意识；
2. 培养尊老敬老、坚持以老年人为本的职业素养。

知识目标

1. 掌握感觉的概念、分类及特性；
2. 掌握知觉的概念、分类及特性；
3. 了解感知觉的区别与联系。

能力目标

学会“多感官认知”训练方法。

任务书：老年人“多感官认知”训练

任务分析：分析老年人易摔倒的原因

随着年龄的增长，老年人身体各项体机能自然会随之下降，比如活动及平衡能力下降、肌肉力量下降、感觉能力尤其是足部感觉下降、视觉受损等，这些都会增加摔倒的风险。老年人面临的危险很多，而摔倒则是其中最危险的一项。老人不慎摔倒，轻则瘀伤，重则骨折，更重要的是摔倒引发的并发症可能导致老人一病不起。摔倒是老人因伤致死的首位原因，严重威胁了老年人的健康与寿命。

我国 65 岁以上老人中，平均每 10 人就有 3~4 人发生过摔倒。老年人摔倒易导致创伤性骨折，主要部位为髋关节、脊椎骨、手腕等。国内外医学文献显示，老年人髋部骨折若不进行手术，1 年内的死亡率最高达 50%，最低也有 20%。

请同学们从上述描述中找到老年人易摔倒的原因，并标注对应的感觉器官。同时请大家思考，作为养老专业的大学生我们能做些什么来解决老年人摔倒问题。

任务分组

班级			组号			指导老师	
组长			学号			任务	
组员	姓名	学号	任务	姓名	学号	任务	

任务清单

摔倒及致命原因	对应感觉器官	应对方法	作为养老专业的学生我们如何能解决老年人摔倒问题

学习情境的相关知识点

知识点 1：感觉的概念、分类及特性

1. 感觉的概念

感觉是过去的经验在头脑中的反映，是脑对直接作用于感觉器官的客观事物的个

学习笔记

姓名：________ 班级：________ 日期：________

别属性的反映。第一，感觉是一种直接反映。它所反映的事物，在时间上是此刻的，而不是过去或将来的；在空间上是感觉器官所能直接触及的范围。第二，感觉所反映的是客观事物的个别属性，例如不同感官对光、声、温度等事物个别特性的分别反映，而不是对事物的整体或全貌的反映。

感觉剥夺实验

2. 感觉的分类

感觉的种类很多，有按照刺激的来源进行分类的，有根据感受器位置进行分类的，也有临床的分类，下面介绍一些常见的感觉。

（1）视觉。视觉是通过视觉系统的外周感觉器官（眼）接受外界环境中一定频率范围内的电磁波刺激，经中枢有关部分进行编码加工和分析后获得的主观感觉。

视觉心理学是一个细化的分类，主要是指外界影像通过视觉器官引起的心理机理反应，是一个由外在向内在的过程。这一过程比较复杂，因为外界影像丰富，内心心理机能复杂，两者在相互连接并发生转化时建立起了千丝万缕的联系，因此不同的人不同的影像，相同的人相同的影像以及不同的人相同的影像和相同的人不同的影像产生的心理反应是不同的。比如，同样看到一朵花，人开心时觉得其艳丽，伤心时觉得其凄婉；同一处风景，初来之人欣赏其美丽，久住之人感觉其平淡等。当然，也有一些共同的反应，它基于外在影像特征和民俗文化特征以及地域因素等在不同程度上会对部分群体产生相同的心理感觉或反应，比如雨过天空出现彩虹，人们普遍觉得美丽。

案例

乔纳森画家

乔纳森是一名画家，在他颇有成就的艺术生涯中，曾经用各种美丽的颜色创作出大量的作品。然而当他65岁时，由于脑损伤而变成了色盲。从此以后，他只能看到灰色、黑色和白色。以往色彩缤纷、充满丰富色彩体验的画作，在他看来只有“肮脏的”或“不合逻辑的”斑点，他认不出自己的作品了。以后的生活中，他只吃黑色和白色的食物，如黑色的橄榄和白色的米饭，因为有颜色的食物变成了令人不安的灰色，看起来也不好吃。经过一段时间的消沉，他从最初混乱的状态中恢复过来，开始探索用黑白两色进行创作的可能。人们认为他这段时期的作品是在他的艺术生涯中最新鲜、最有趣的，而不知道因为脑伤导致色盲才使他的艺术方向发生了改变。乔纳森认为，突如其来的色盲为他打开了视觉世界的新领域。尽管色盲给他带来巨大的损失，甚至在某些时候令他感到忧伤，但由此使他的视觉变得很特殊，也使他看到了由色彩构成的单纯形状和整齐世界。因此，尽管丧失了颜色视觉，乔纳森的感觉过程仍能保证他通过艺术形式表达世界。

资料来源：乔纳森画家 .（2003-10-02）[2022-03-04] . https://tieba.baidu.com/p/1365799943? red_tag=1931202965.

问题：

1. 案例中乔纳森曾经能用各种美丽的颜色创作大量的作品到脑损伤后只能看到灰

学习笔记

姓名：＿＿＿＿＿　班级：＿＿＿＿＿　日期：＿＿＿＿＿

色、黑色和白色，他的心理会有什么变化？

2. 乔纳森失去了颜色视觉，跟感知觉有什么关系？

色彩心理通过视觉开始，从知觉、感情到记忆、思想、意志、象征等，其反应与变化是极为复杂的。色彩的应用，很重视这种因果关系，即由对色彩的经验积累而变成对色彩的心理规范，当受到什么刺激后能产生什么反应，都是色彩心理所要探讨的内容。

色彩对人的心理有影响。冷色与暖色是依据心理错觉对色彩的物理性分类，对于颜色的物质性印象，大致由冷暖两个色系产生。频率低的红光和橙、黄色光，本身有暖和感，以此光照射到任何色都会有暖和感。相反，频率高的紫色光、蓝色光、绿色光，有寒冷的感觉。夏日，我们打开室内的日光灯，就会有一种变凉爽的感觉。在冷食或冷的饮料包装上使用冷色，视觉上会引起你对这些食物冰冷的感觉。冬日，把卧室的窗帘换成暖色，就会增加室内的暖和感。

以上的冷暖感觉，并非来自物理上的真实温度，而是与我们的视觉与心理联想有关。总的来说，人们在日常生活中既需要暖色，又需要冷色，在色彩的表现上也是如此。

冷色与暖色除去给我们温度上的不同感觉以外，还会带来其他的一些感受，例如，重量感、湿度感等。比方说，暖色偏重，冷色偏轻；暖色有密集的感觉，冷色有稀薄的感觉；两者相比较，冷色的透明感更强，暖色则透明感较弱；冷色显得湿润，暖色显得干燥；冷色有很开阔的感觉，暖色则有迫近感。

一般来说，在狭窄的空间中，若想使它变得宽敞，应该使用明亮的冷调。由于暖色有膨胀感，冷色有开阔感，可在细长的空间中远处的两壁涂以暖色，近处的两壁涂以冷色，从心理上就会感到空间更接近方形。

除去冷暖色系具有明显的心理区别以外，色彩的明度与纯度也会引起对色彩物理印象的错觉。一般来说，颜色的重量感主要取决于色彩的明度，暗色给人以重的感觉，明色给人以轻的感觉。纯度与明度的变化给人以色彩软硬的印象，如淡的亮色使人觉得柔软，暗的纯色则有强硬的感觉。

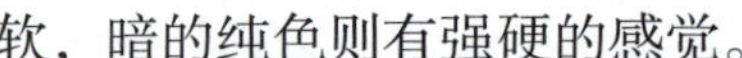

色盲测试

随着年龄增长，人体逐渐出现视觉退化的现象，给日常生活带来一定程度的不便。人们从日常社会生活中获取的外界必要信息有 80% 以上来自视觉系统。然而，随着年龄增长，人体眼组织结构发生变化，会逐渐出现生理性老视、色觉改变、视野变窄等一系列加龄症状，有时甚至伴随白内障、青光眼等常见性病变。

视觉退化给老年人的日常生活带来了一定程度的不便。老视现象，导致近距离的注视目标只有放远距离才能看清楚；色觉退化现象，可能造成人体分辨不清蓝色和绿色；视野减小，使得人体有时无法看清全周边形态。以上症状间接导致老年人在各类日常活动中不仅影响心理感受，有时甚至引发安全事故。

学习笔记

姓名：________ 班级：________ 日期：________

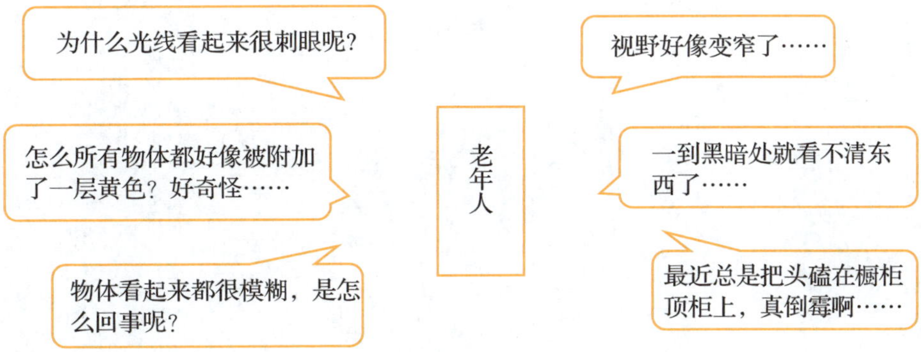

（2）听觉。听觉是由耳、听神经和听觉中枢的共同活动来完成的。耳是听觉的外周感受器官，由外耳、中耳和内耳耳蜗组成；外耳和中耳是传音系统，内耳是感音系统。人耳适宜的刺激是 16 ～ 20 000 次 / 秒的声波振动，可以分辨出声音的音调（高低）、音强（大小）和音色（波形的特点）。通过音色我们可以分辨出哪是火车的声音、哪是汽车的声音，能够分辨出熟人的说话声，甚至走路声，还可以确定声源的位置、距离。

老年人随着年龄的增长，身体器官衰退，就会出现听力的下降，下降初期主要表现在：人多的时候或环境噪声比较大的时候出现交流时听不清的情况；有些老年人会出现耳鸣的现象；在家里隔间房间或背后叫本人会出现听不清的情况；看电视时会不自觉地将电视机的声音开大；打电话时与人交流比较吃力；等等。如果家人细心，就会发现有许多与以前不太一样的情况，这个时候建议家人给予关注。老年人听觉系统老化属于正常现象，人体的各个器官都会有功能性的衰退。目前我国 65 岁以上老人中，每 3 位就有 1 位患有老年性耳聋，平常要多注意老人的听力健康。听力障碍可导致老人在交流中出现答非所问或理解错误，必然导致老人产生畏缩心理，害怕与人交流，害怕看到别人埋怨的眼神，产生抑郁、孤独的心理，这时如果置之不理，会给老人造成心理创伤。

（3）前庭觉。前庭觉亦称平衡觉、静觉。前庭器官位于内耳，包括 3 个半规管、椭圆囊和球囊，这些信息的感受器位于内耳中，是人体对运动状态和头在空间位置的感受器，告诉你的身体，特别是头部，如何根据重力作用确定方向。半规管是相互垂直的，因此能够告诉你的运动方向。前庭器官的感受细胞具有相同的结构，都称为毛细胞。毛细胞所在的位置和附属结构不同，使不同形式的变速运动能以特定的方式改变毛细胞纤毛的倾倒，使相应的神经纤维的冲动发放频率发生改变，把机体运动状态和头在空间位置的信息传送到中枢，引起特殊的运动觉和位置觉，并出现各种躯体的内脏功能的反射性改变。人们在日常生活和体育锻炼中，必须保持正常的姿势，这是进行各种活动的必需条件。而正常姿势的维持依赖于前庭器官、视觉器官和本体感觉器官的协同活动来完成。前庭也几乎包括了所有和语言发展相关的器官，所以前庭觉不良，语言能力的发展必遭到障碍。引起前庭功能障碍的中耳炎、突发性耳聋、耳石症、梅尼埃病、药物性耳聋等耳科疾病易引发老年人跌倒。

学习笔记

姓名：________ 班级：________ 日期：________

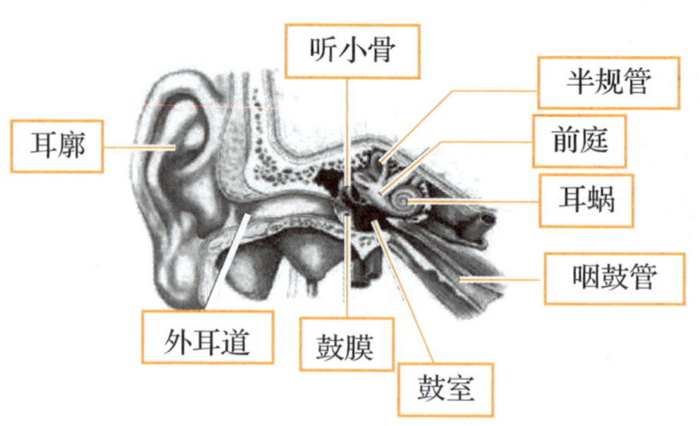

为什么同一宿舍的亲密女性朋友的月经周期会渐渐同步？

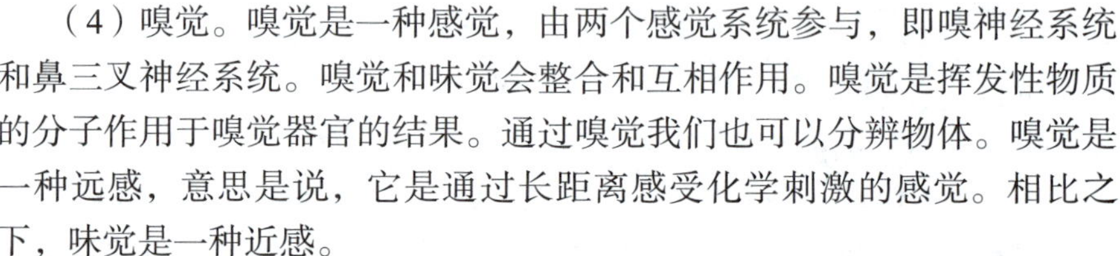

（4）嗅觉。嗅觉是一种感觉，由两个感觉系统参与，即嗅神经系统和鼻三叉神经系统。嗅觉和味觉会整合和互相作用。嗅觉是挥发性物质的分子作用于嗅觉器官的结果。通过嗅觉我们也可以分辨物体。嗅觉是一种远感，意思是说，它是通过长距离感受化学刺激的感觉。相比之下，味觉是一种近感。

嗅觉的重要性对于不同种属是非常不同的。相对于人类来说，狗、老鼠、昆虫和很多其他以气味为主要生存条件的生物具有相当敏锐的嗅觉。它们的大脑有更多的部分专门用于嗅觉。人类似乎主要将嗅觉与味觉相结合来寻找和获取食物，但是也有一些证据表明人类也具有分泌和感受信息素类物质的能力。

一见钟情真的存在吗？

（5）味觉。味觉是溶于水的物质作用于味觉器官（舌）产生的。要想感受美味，最重要的器官就是舌头。舌头上存在着味觉的感受器——味蕾，味蕾由味觉细胞和支持细胞构成。每个味蕾里大约有 100 个味觉细胞。一个成人的口腔中大约有 10 000 个味蕾，绝大多数分布在舌头，尤其是舌尖部分和舌侧面。舌头腹面以及口腔的腭、咽等部位也有少量的味蕾，约每两周会更新 1 次。舌头中间部分基本没有味蕾，所以基本没有味觉功能。在儿童时期，味蕾分布较为广泛，有更敏感的味觉体验。而老年人随着年龄的增长，味蕾则因萎缩而减少，一些味觉细胞衰老后不再更新，年长者可能的有效味蕾数可能只有 5 000 个。另外，吸烟也会损害味蕾，造成味觉敏感度减弱。

食物中的味觉物质溶解于唾液后，会和味觉细胞上的受体或离子通道蛋白相互作用，产生味觉信号给神经纤维细胞。神经纤维细胞会把味觉信号送到大脑进行整合分析。这样，我们就有了味觉感受。

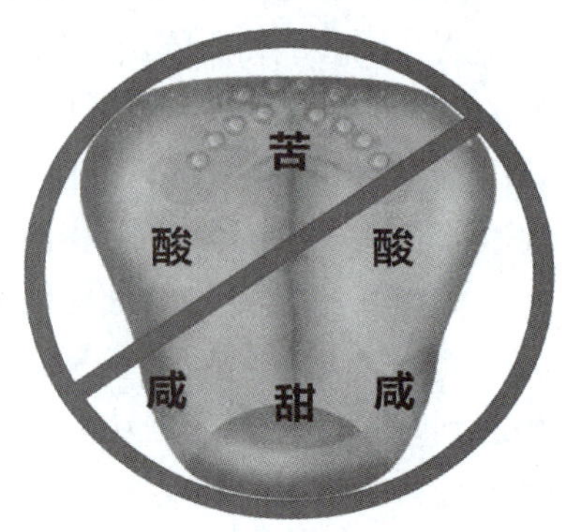

最基本的 5 种味觉感受是酸、甜、苦、咸和鲜味。大部人可能认为基本味觉感受只有酸、甜、苦、咸 4 种。很长一段时间内，科学界也是这样认为的。直到 2002 年味蕾上的鲜味受体被发现，鲜味才和另

学习笔记

姓名：________ 班级：________ 日期：________

外 4 种味觉感受获得同等的地位，被认定为第 5 种味觉感受。

有种说法叫“味觉”地图，说是舌尖对甜味感觉最敏感，舌根则更能感受到苦味，舌头两侧负责品尝酸甜。但这种说法不完全正确，我们舌头的每一个区域都能感受酸甜苦咸鲜，“味觉”地图只是表明舌面这个区域对某种味道的应激性比较强。感知味觉的味蕾能对所有味觉进行灵敏的分辨，舌头不同的区域对味道的感受都是差不多的。

第六味觉

舌头的不同区域不太可能影响味觉感受，真正能影响味觉的因素有年龄、刺激物温度以及血液中的化学成分改变等。年龄增长，味蕾就会退化，所以人年纪大了味觉功能就会减退。

（6）肤觉。肤觉也称触觉，是具有机械的和温度的特性物体作用于肤觉器官引起的感觉，是接触、滑动、压觉等机械刺激的总称。多数动物的触觉器是遍布全身的，像人的皮肤位于人的体表，依靠表皮的游离神经末梢能感受温度、痛觉、触觉等多种感觉。皮肤是人体接受外界刺激的最大感觉器官，是神经系统的外在感受器。肤觉在人类的关系中扮演重要角色的一个方面是抚触。

为什么患有慢性鼻窦炎的人不能品酒？

提起抚触，大家首先想到的是对婴儿的抚触，抚触对于婴儿有很多好处。国内外专家多年的研究和临床实践证明，给婴儿进行系统的抚触，有利于婴儿的生长发育，增强免疫力，增进食物的消化和吸收，减少婴儿哭闹，增加睡眠；同时，抚触可以增强婴儿与父母的交流，帮助婴儿获得安全感，发展对父母的信任感。心理学研究发现，有过婴幼儿期抚触经历的人在成长中较少出现攻击性行为，喜爱助人、合群。抚触对婴儿有那么多的好处，那对于老人，是否也是如此呢？临床研究发现，护理人员或家人对老年患者进行面部、头部、手部及肩部按摩时，几乎都能起到舒缓患者紧张情绪，减轻肉体痛苦的作用。据观察，对于神志不清的老年患者，抚触能使他们对外界的刺激变得灵敏，使失灵的感觉器官得到补偿，长期坚持，患者的反应能力会大大提高。对患脑功能疾病或精神障碍的老人，抚触疗法无疑是一种很有效的治疗方法。如果有家人或者护理人员陪伴，并长期坚持抚触，则可以驱散心理压抑感。抚触所传递的关爱有时胜过千言万语。

（7）痛觉。痛觉是身体对有害刺激的反应，所谓有害刺激就是那些强度足够导致组织损伤或避免导致损伤的刺激。皮肤感觉和内脏感觉中都有痛觉，各种感觉器官和肌肉中也都有痛觉，痛觉遍布全身的所有组织中。

心理过程在痛觉感受中的重要性可以用两个极端的例子来说明：一是没有物理刺激而感到疼痛；二是当受到很强的疼痛刺激时没有感觉到痛。例如幻肢现象、心理助产。

有一些被截肢的患者会产生“幻肢现象”，他们仍然能感受到被截去的手指、手掌、胳膊、腿的存在，甚至会有“幻肢”的痛觉。至今，科学界都难以解释这种奇怪的现象。最近，来自哈佛大学的研究团队，通过超高分辨率成像技术，监测了被截肢患者的

学习笔记

姓名：______ 班级：______ 日期：______

脑部活动，看看如果观测对象失去手臂，他的大脑将会产生怎样的变化。这是首次如此细致地观测脑部活动区域，发现被截肢患者的大脑内其实还保留着一份有关被截去的手的“感觉地图”，这张感觉地图准确而详细，精准到了每一根手指。那这份感觉地图会在被截肢患者的脑海中保存多久呢？答案是被截肢后的数十年……这也许就是他们会出现“幻肢现象”的原因了。

为什么“辣”的食物让你产生痛觉？

这项研究结果同时解释了一些人们对“幻肢现象”的疑惑：还有感觉是不是因为残肢还残留着肌肉和神经？该研究认为这并非是根本原因，因为测试的被截肢者有的失去整个臂膀，神经细胞已经完全损坏。

3. 感觉的特性

感觉的特性指的是感觉的相互作用引起感受性发生变化的现象。它有两种形式：一是同一感觉的相互作用，包括感觉适应、感觉对比、感觉后像三种特性；二是不同感觉的相互作用，包括联觉和感觉的相互补偿两种特性。

（1）感觉适应。在外界刺激持续作用下感受性发生变化的现象叫感觉适应。感觉具有随环境和条件变化而变化的特点。例如，刚进浴池感到水热，泡一段时间就不再感觉那样热了，这是皮肤感觉的适应。视觉的适应分为暗适应和明适应。暗适应是指照明停止或由亮处转入暗处时视觉感受性提高的现象。明适应是指照明开始或由暗处转入亮处时视觉感受性下降的现象。适应是所有感受器的一个功能特点，但不同感受器有很大的差别，嗅觉感受器最容易适应。适应现象只是在感觉阈限之内才产生，超过了上阈就会引起疼痛等不适之感。

（2）感觉对比。感觉对比，不同刺激作用于同一感觉器官，使感受性发生变化的现象叫感觉对比。如同样的白色在黑色背景上比在灰色背景上显得更白。这样的感觉对比现象，在日常生活中是常见的。轻松的音乐可缓解焦虑情绪，有些优雅的乐曲可以减轻某些疼痛。左手泡在热水里，右手泡在凉水里，然后同时放进温水里，结果左手感觉凉，右手感觉热，这是同时对比。吃过螃蟹再吃虾，就感觉不到虾的鲜味，这是继时对比。即不同的刺激先后作用于某一感受器而产生的对比现象。

感觉阈限

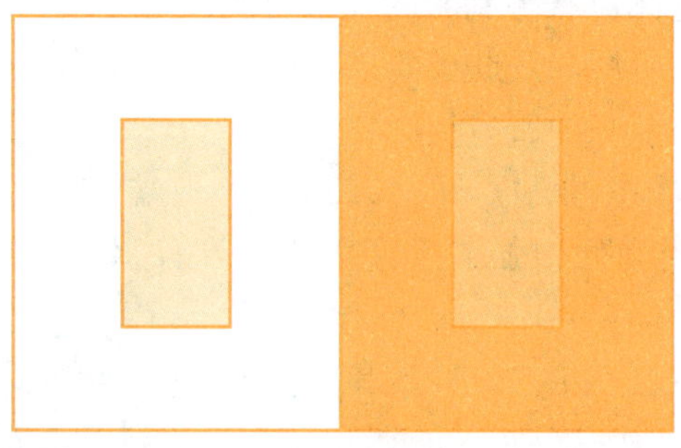

（3）感觉后像。在刺激物停止作用于感受器后，感觉现象仍暂留一段时间的现象，

学习笔记

姓名：＿＿＿＿ 班级：＿＿＿＿ 日期：＿＿＿＿

叫感觉后像。例如，持续注视灯一段时间后，闭上眼睛，感觉灯还在眼前。

（4）联觉。各种感觉之间产生相互作用的心理现象，即对一种感官的刺激作用触发另一种感觉的现象，在心理学上被称为“联觉”现象。本来是一种通道的刺激能引起该通道的感觉，现在还是这种刺激却同时引起了另一种通道的感觉，比如，同是一个黄瓤西瓜挤出的汁，一杯加入食用红色素，一杯不加，不知者品尝起来，大都感到红色西瓜汁更甜，这叫视 - 味联觉。又如，红、橙、黄色往往引起温暖感、接近感、沉重感；而绿、蓝、紫色，则往往引起凉爽感、深远感和轻快感。正因如此，同样大小的房间，墙壁、地板、家具等颜色不同，会产生大小、冷暖乃至兴奋、压抑等不同感觉。

（5）感觉的相互补偿。某种感觉系统的机能缺失后可以通过其他感觉系统的机能来弥补，叫感觉的相互补偿。如盲人失去视觉，他的触觉和听觉格外灵敏。

知识点 2：知觉的概念、分类及特性

1. 知觉的概念

知觉是人对当前事物的各种属性、各个部分及它们之间关系的综合的整体的反应，是个体选择、组织和解释刺激，形成一种有意义的与外部世界相一致的心理画面的过程。

2. 知觉的分类

知觉有很多种分类方式，其中根据知觉对象的空间、时间存在形式和运动的特性，通常把知觉分成时间知觉、空间知觉、运动知觉和错觉这四大类型。

（1）时间知觉（time perception）。时间知觉也称时间感（time sense），指在不使用任何计时工具的情况下，个人对时间的长短、快慢等变化的感受与判断。时间知觉的特殊之处是它并非由固定刺激所引起，也没有提供线索的感觉器官。

时间知觉也是在人的实践活动中逐渐发展起来的。人类发明了许多计时工具和计时方法。某些自然界客观现象也存在时间印记，如树木年轮、动物牙齿、化石等。时间估计在日常生活中经常发生。儿童年龄越小，对时间估计的准确性越差。另外，职业不同以及情绪状态不同也影响对时间的估计。在心情愉快时，感觉时间过得快；在心情烦闷时，感觉时间过得很慢。例如，买好票在影院门口等人十分钟，会觉得时间很长；朋友来了一起进场看电影两小时，可能觉得时间很短。

（2）空间知觉（space perception）。对物体的形状、大小、远近、方位等空间特性获得的知觉，即空间知觉。对个体生活而言，空间知觉是一种必不可少的能力，因为个体生活在三维空间内，在一切活动中，必须随时随地对远近、高低、方向做适当的判断，否则就难免发生困难甚至遭遇危险。动物的猛虎跳涧、猴子攀登、飞鸟归巢，人的上下台阶、穿越马路、工具操作等，无一不是靠空间知觉的判断。空间知觉是多种感觉器协同活动得到的产物，包括视觉、听觉、触觉、运动觉等的活动及相互联系，其中视觉系统起主导作用。空间知觉包括形状知觉、大小知觉、距离知觉、深度知觉（立体知觉）、方位知觉等。空间知觉是在人的后天实践中形成、发展和完善起来的。

（3）运动知觉（motion perception）。运动知觉是人对空间物体运动特性的知觉。它

学习笔记

姓名：__________ 班级：__________ 日期：__________

依赖于对象运行的速度、距离以及观察者本身所处的状态。例如，当物体由远而近或由近而远运动时，物体在视网膜上成像大小的变化，向人脑提供了物体“逼近”或“远去”的信息。物体运动太快或太慢都不能使人形成运动知觉。人们很难用肉眼观察到手表上时针的移动或光的运动，因为它们的速度太慢或是太快。物体距离与运动速度直接影响着运动知觉。以同样速度运动着的物体，远的感知运动慢，近的感知运动快，离得太远就看不出运动。可见，运动是人知觉运动的根本原因，但造成运动知觉的直接原因却是角速度，是单位时间内所造成的视角的改变量。实际上，世界万物都在运动，只是速度快慢而已。因此，我们要观察某物体的运动速度，就要与另一物体相比较。这个被比较的物体就是运动知觉的参考系统。选择的参考系统不同，运动知觉也不同。比如，骑自行车者以步行者为参考系统，感知则为快，与汽车行驶相比，感知则为慢。在参考系统少的情况下，两个物体的运动可知觉为其中一个在运动。一般规律是，人们倾向把较大的客体当作静止背景，较小的客体在其中运动。如薄云与月亮，可视为月亮在动，也可视为云彩在动。这种现象就是诱导运动。在暗室内注视静止的光点，过一会儿就会感到光点在游动，这是自主运动，是由于视野中缺乏参考系统而造成的。

似动现象（apparent motion）是指引起运动知觉经验的刺激物并未移动，但观察者在主观意识上则清楚地觉知它在移动中。严格地说，似动现象的产生既非由于物体的真实移动，也非由于个人与物体之间的相对移动，而是一种假的移动，由此也被视为错觉现象。

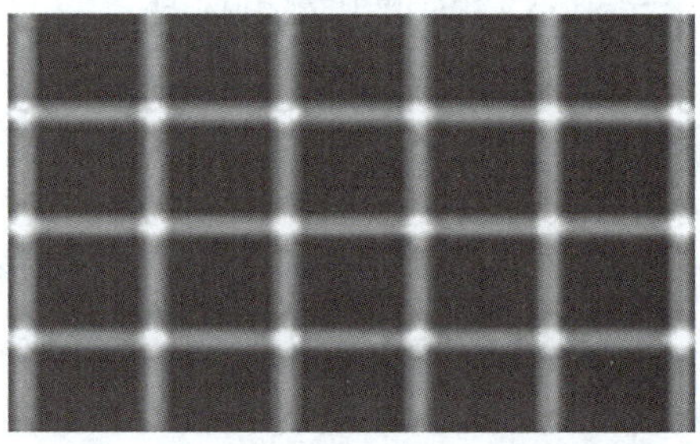

似动现象的例子还有如下经典的图形，眼睛盯住下图中心的点，然后头部逐渐靠近或离开图形，就会发觉两个轮子在互为反方向转动。

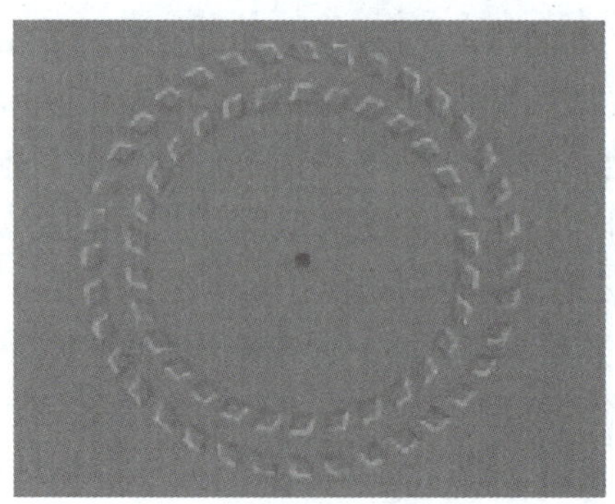

学习笔记

姓名：________ 班级：________ 日期：________

相对移动（relative motion），是指我们所看到的物体，其本身并未移动，只因我们自己身体在移动，反而觉得物体在移动。例如，火车行进中看窗外景色，即可体验到相对移动的现象。此时窗外的景物看起来都在与火车做反方向移动，而且近处景物移动较快，远处景物移动较慢。在这种相对的移动情形下，移动知觉的线索来自视网膜上影像的移动。

（4）错觉（illusion）。知觉经验虽系因环境中的刺激物所引起，而知觉经验中对客观性刺激物所作的主观性解释，就真实性的标准来看，显然有很大的距离。单以知觉对比的知觉现象为例，凭知觉经验所作的解释显然是失真的，甚至可以说是错误的。此种完全不符合刺激本身特征的失真的或扭曲事实的知觉经验，称为错觉。

错觉是比较普遍的，由视觉、听觉、味觉、嗅觉等所构成的知觉经验，都会有错觉。在我们日常生活中，随时会感受到错觉现象。例如，在火车未开动之前，常因邻近车厢的移动，觉得自己车厢已经开动。这种现象称为移动错觉。再如，在火车尾部窗口俯视铁轨时，若火车是开动的，就会觉得铁轨好像是从车底下向后迅速伸出；若火车突然停止，就会觉得铁轨好像是向车底迅速缩进。当注视电扇转动时，会觉得忽而正转，忽而倒转，甚至有时会有暂时停止不转的感觉。

3. 知觉的特性

知觉具有选择性、理解性、整体性和恒常性等特性。

（1）知觉的选择性。知觉的选择性在于把一些对象（或对象的一些特性、标志、性质）优先地区分出来。客观事物是多种多样的，人总是有选择地以少数事物作为知觉的对象，对它们的知觉格外清晰。被知觉的对象好像从其他事物中突出出来，出现在前面，而其他的事物就退到后面去了。与此相关的生理基础是：大脑皮层中一个兴奋中心占优势，同时皮层的其余部分受抑制。知觉的选择性揭示了人对客观事物反映的主动性。

知觉的选择性依赖于个人的兴趣、态度、需要以及个体的知识经验和当时的心理状态，还依赖于刺激物本身的特点（强度、活动性、对比）和被感知对象的外界环境条件的特点（照明度、距离）。

（2）知觉的理解性。知觉的理解性表现为人在感知事物时，总是根据过去的知识经验来解释它、判断它，把它归入一定的事物系统之中，从而能够更深刻地感知它。

从事不同职业和有不同经验的人，在知觉上是有差异的。如工程师检查机器时能比一般人看到、听到更多的细节；成人的图画知觉与儿童相比，能更深刻地了解图画的内容和意义，知觉到儿童所看不到的细节。

（3）知觉的整体性。人在知觉客观对象时，总是把它作为一个整体来反映，这就是知觉的整体性。知觉对象是由许多部分组成的，各部分具有不同的特征，但是人们并不把对象感知为许多个别的、孤立的部分，而总是把它知觉为一个统一的整体。它是客观对象的许多部分形成的复合刺激物，大脑皮层对复合刺激物的各个组成部分及其相互关系，进行分析、综合，从而反映客观对象各种属性的关系，形成关于对象的完整映象。

学习笔记

姓名：__________ 班级：__________ 日期：__________

例如，走进教室，人们不是先感知桌椅，后感知黑板、窗户……而是完整地同时反映它们。

知觉的整体性是多种感知器官相互作用的结果。知觉的整体性与感知的快慢，同过去经验和知识的参与有关，如阅读速度就是随着人的阅读经验的积累及把较小的单元（词）组成较大的单元（句子）而逐渐加快的。

蔡格尼克记忆效应

（4）知觉的恒常性。当知觉的条件在一定范围内发生改变时，知觉的映象仍然保持相对不变，这就是知觉的恒常性。例如，对过去认识的人，决不会因为他的发型、服装的改变而变得不认识；一首熟悉的歌曲，不会因它高八度或低八度而感到生疏，或因其中个别曲子走调，就认为是别的歌曲；教师判断学生的错别字，如“尖瑞科学”，不会因“端”字写成了“瑞”字，而不知道是“尖端科学”。

知觉的恒常性对生活有很大的作用，正确地认识物体的性质比单纯地感知局部的物理刺激物有较大的实际意义，它可以使人们在不同情况下，按照事物的实际面貌反映事物，从而能够根据对象的实际意义去适应环境。如果知觉不具有恒常性，那么个体适应环境的活动就会更加复杂，在不同情况下，每一个认识活动、每一个反应动作，都要来一番新的学习和适应过程，实际上也就是使适应变为不可能的了。

知识点3：感知觉的区别与联系

感知觉一直是心理学研究的一个重要领域，感觉和知觉是产生感性认识的心理过程。它们是感性认识过程中的两个不同的心理层次。二者既有层次和深度上的区分，又密切联系、相互融合，常常被合称为感知。

感觉和知觉既有区别又有联系。感觉是对客观事物的个别属性的孤立的无组织、无边界的反应。知觉是对客观事物的各种属性、各个部分及其关系的有组织、有界限的反应；感觉一般仅依赖个别感觉器官的活动，而知觉则依赖于多种感觉器官的联合活动；感觉的产生主要由刺激物的性质决定，而知觉除了受刺激物的性质制约之外，还有主体的其他心理成分，在很大程度上依赖于个体的知识经验。

学习情境的技能点

技能点：“多感官认知”训练方法

老年人容易摔倒，无外乎因为衰老、疾病、药物因素和环境因素。神经系统疾病、心血管疾病、影响视力的眼部疾病都会有比较高的晕厥和跌倒风险。另外，衰老使老年人体能体质衰退，引起体态变形问题（如驼背、肩部或髋关节高低不均匀），走路和上下楼梯困难（如脚步抬不高、下肢力量减弱、灵活性下降），和身体平衡障碍（如身体重

学习笔记

姓名：__________ 班级：__________ 日期：__________

心不稳、前后左右晃动），这些因素的综合结果可能是老年人摔倒。

近期的研究发现，老年人认知功能的老化也是造成老年人摔倒事故的重要因素。例如，老年人反应或处理信息速度减慢，对他们控制或恢复身体平衡是一个严重挑战。也有一些研究者提出，大脑中几个感知觉器官分享和利用外界信息的能力下降和方式改变，也是老年人摔倒的主要原因。

来自视觉功能（visual）、躯体感觉（somatosensory）、本体感觉（proprioceptive）、动作感觉（kinaesthetic）和前庭器官（vestibular）的外界信息，在单独工作和合作工作的两个水平上对我们大脑功能的贡献非常大，并且还充分反映和代表了我们的身体在不同空间和时间上的状态、身体控制能力和动作水平。这就是“多感官认知功能”（multisensory functioning）对我们日常生活和工作的实际意义。

看上去我们对平衡控制好像是“驾轻就熟”，实际上我们保持和控制身体平衡是一个“感知觉－动作”的技能，需要学习、训练和一些认知过程的参与。例如，多感官认知功能的整合，视觉－动作能力，空间感，空间试探能力，自我感觉，记忆力，注意力，以及执行功能。

（1）挑战视觉系统的训练要点：老年人坐着或站着，面对一个移动目标（例如自己移动的食指），头部不动 / 眼球在动；或面对一个固定目标（墙上的挂钟或图画），头部在动 / 眼球不动；头部和眼球往不同方向移动。

（2）挑战内耳系统的训练要点：老年人坐着或站着，面对一个固定目标（墙上的挂钟或图画），旋转头部；前后运动（点头）；头部斜向移动。

（3）挑战本体感觉系统的训练要点：以“躺－坐－双脚站立－单脚站立－走动－跑动－跳动”的形式，进行视觉和内耳功能训练。

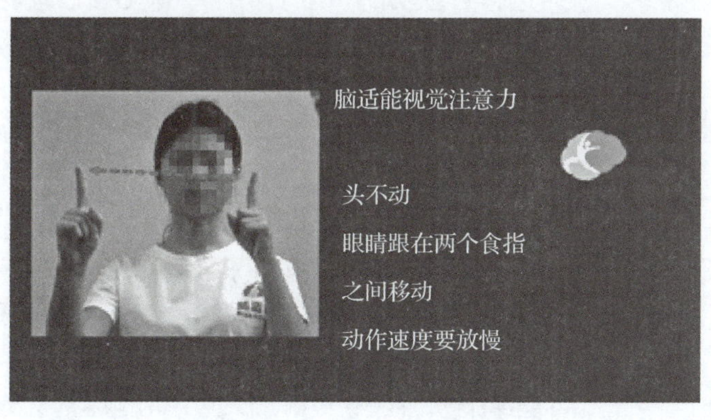

请记住，任何练习，循序渐进，安全第一。

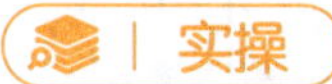

实操

请同学们熟练这几种方法，开展组内“多感官认知”训练，记录活动过程。

学习笔记

姓名：________ 班级：________ 日期：________

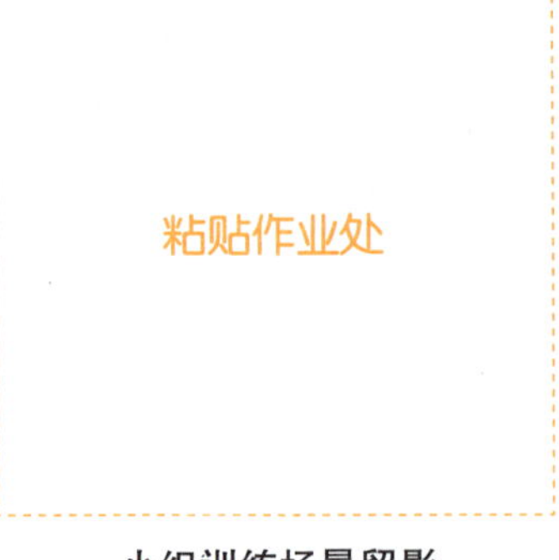

小组训练场景留影

粘贴作业处

小组训练场景留影

注：通过以上训练活动，掌握“多感官认知”训练的方法，达到每人都能成为领训员的效果。

知识拓展

老年人能力评估

2013 年 10 月 1 日起实施的民政行业标准《老年人能力评估》，将感知觉与沟通列入一级指标，下设 4 个二级指标并划分为 4 个等级，主要指个体在意识水平、视力、听力、沟通交流等方面的能力。

国家发展改革委联合 20 家部门印发《国家基本公共服务标准（2021 年版）》后，民政部联合有关部门，制定并发布老年人能力评估国家标准，统一开展老年人能力评估，评估结果作为领取老年人福利补贴、享受基本养老服务的依据。新标准的评估指标有了重大调整，一级指标共 4 个，包括自理功能、运动功能、认知与心理功能、感知觉与社会参与。二级指标共 25 个，其中自理功能包括 8 个二级指标、运动功能包括 4 个二级指标、认知与心理功能包括 8 个二级指标、感知觉与社会参与包括 5 个二级指标。

资料来源：民政部 . 2021 老年人能力评估国家标准 .（2021-04-21）[2022-03-04] . https://mp.weixin.qq.com/s/jWtJKSuFFwj9TXQ9CVJ9cw.

感知觉与沟通能力评分表

评估项目	具体评价指标及分值	分值
1. 意识水平	0 分　神志清醒，对周围环境警觉	
	1 分　嗜睡，表现为睡眠状态过度延长，当呼唤或推动其肢体时可唤醒，并能进行正确的交谈或执行指令，停止刺激后又继续入睡	
	2 分　昏睡，一般的外界刺激不能使其觉醒，给予较强烈的刺激时可有短时的意识清醒，醒后可简短回答提问，当刺激减弱后又很快进入睡眠状态	
	3 分　昏迷，处于浅昏迷时对疼痛刺激有回避和痛苦表情；处于深昏迷时对刺激无反应（若评定为昏迷，直接评定为重度失能，可不进行以下项目的评估）	

学习笔记

姓名：________ 班级：________ 日期：________

续表

评估项目	具体评价指标及分值	分值
2. 视力 （若平日戴老花镜或近视镜，应在佩戴眼镜的情况下评估）	0 分　视力完好，能看清书报上的标准字体	
	1 分　视力有限，看不清报纸标准字体，但能辨认物体	
	2 分　辨认物体有困难，但眼睛能跟随物体移动，只能看到光、颜色和形状	
	3 分　没有视力，眼睛不能跟随物体移动	
3. 听力 （若平时佩戴助听器，应在佩戴助听器的情况下评估）	0 分　可正常交谈，能听到电视、电话、门铃的声音	
	1 分　在轻声说话或说话距离超过 2 米时听不清	
	2 分　正常交流有些困难，需在安静的环境、大声说话或语速很慢的情况下才能听到	
	3 分　完全听不见	
4. 沟通交流 （包括非语言沟通）	0 分　无困难，能与他人正常沟通和交流	
	1 分　能够表达自己的需要或理解别人的话，但需要增加时间或给予帮助	
	2 分　勉强可与人交往，谈吐内容不清楚，表情不恰当	
	3 分　不能表达需要或理解他人的话	
上述评估项目总分为 12 分，本次评估得分为 ____ 分		

老年人延缓感知能力衰退的方法

学习笔记

姓名：__________　班级：__________　日期：__________

学徒实践

带老人开展“多感官认知”训练

请同学们利用走院或服务学习或跟岗学徒或带身边老人开展“多感官认知”训练，并记录活动开展过程与效果。

粘贴作业处

带老人训练场景留影

粘贴作业处

带老人训练场景留影

评价反馈

教师对学生完成的任务进行评价，并将评价结果填入下表中。

学习情境 1　老年人感知觉训练			
评价项目		完成质量评价	
		分值	得分
多感官认知训练	个人评估	10	
	同学互评	10	
	服务老人评估	10	

学习笔记

姓名：__________ 班级：__________ 日期：__________

学习情境 2

触摸疗法

学习情境描述

随着人体的衰老，老年人不仅在视觉、听觉上发生了退行性变化，在触觉上也发生了退行性变化。60 岁以上老年人皮肤上敏感的触觉点数目显著下降，皮肤对触觉刺激产生最小感觉所需要的刺激强度在年老过程逐渐增大。老年人温度感觉和痛觉也较迟钝。而且，老年女性痛觉敏感度随年龄增大而降低的现象比老年男性更明显。

有研究还发现，老年高龄者不但对室温敏感度降低，而且身体的温度也随增龄而降低。甚至有部分高龄老人身体深部的温度低于体表，如刚刚排出的尿液温度低至 35.5℃而体温并不低。这部分老年人对室温变化的感觉非常迟钝，很低的室温也不觉得冷。临床实践证实尿液温度低到 35.5℃的老年人患病率和死亡率比较高，因此对他们应细心照顾。

如何使失灵的感觉器官得到补偿，使它们对外界的刺激变得灵敏，让老年人达到身心舒缓的状态呢?

学习目标

素质目标

1. 培养爱老、尊老、为老服务的理念;
2. 正确看待老年人感知觉的退行性变化，尊重爱护老年人。

知识目标

1. 了解触摸疗法的原理和适用对象;
2. 掌握抚触疗法的功能。

能力目标

1. 学会身体抚触疗法在老年照护中的应用;
2. 掌握蝴蝶拍技术。

任务书：学习触摸疗法的具体方式

任务分析：分析张爷爷安静入睡的原因

张爷爷97岁了，我们下午来到了张爷爷的房间。进去的时候，张爷爷闭着眼睛抿着嘴，感受到我们接近，呼吸开始不稳定起来。我靠近老人，静静地坐在老人旁边，轻轻地抚摸着老人的手，能感觉到老人的呼吸慢慢平缓下来。我的手一离开老人的手，老人的呼吸就马上变得急促起来，我就又慢慢地抚摸着老人的手。在这样的抚摸下，渐渐地，老人睡着了。可我的手一停，老人马上就醒了过来。我继续抚触老人，让老人感受到我的存在和温暖，慢慢地、慢慢地，最后老人真的睡着了，呼吸也很均匀。时间到了，我们离开了老人的房间。

思政育人

人到老年，似乎又回到了孩童时代，需要像妈妈那样温暖的手轻轻地爱抚，才感到安全，才能睡去。作为陪伴者，我们要有爱心，要能静心，多给老人爱与陪伴。

请同学们从案例中找到使张爷爷安然入睡的方法，并分析这种方法的好处。

任务分组

班级			组号		指导老师	
组长			学号		任务	
组员	姓名	学号	任务	姓名	学号	任务

任务清单

使张爷爷入睡的方法				
这种方法的好处有				

学习笔记

姓名：________ 班级：________ 日期：________

学习情境的相关知识点

知识点 1：触摸疗法原理及其适用对象

1. 什么是触摸疗法

触摸疗法是一种源自瑞典的认知症非药物缓和疗法。像母亲抚摸婴儿的肌肤一样，用轻缓的手法，搭配精油对老人的手、足、背部进行 20 分钟左右的触摸按摩，从而达到舒缓情绪、缓解身体疼痛、促进睡眠、体会到亲近感与存在感等目的。

2. 触摸疗法的原理

按摩过程中皮肤会接收到刺激，通过感觉神经向脑下垂体后叶传递信号，分泌出一种叫作催产素（oxytocin）的激素。催产素通过血液循环到全身，除了可以促进子宫收缩以及哺乳期的乳汁分泌以外，还是一种可以带来安全感和信任感、减缓压力的激素。对于有情绪、行为症状的认知症老人或者有身体不适的人都很适用。

3. 触摸疗法和推拿按摩的区别

触摸疗法用轻柔的手法对手、足、背部进行触摸式的按摩，主要目的是带来安全感和身心的安宁。推拿按摩用相对比较有力度的手法进行穴位按压或肌肉推拿，主要目的是舒经活血、排除毒素等。

相对来说，触摸疗法的安全性较高，更易于掌握，不但对于不适用推拿按摩的身体浮肿、肌肉挛缩等有一定的疗效，而且不需要学习穴位、骨骼、肌肉、血液循环等复杂的知识，普通人也能快速掌握。

4. 触摸疗法的适用对象

（1）伴随周边症状的认知症老人，如焦虑、徘徊、妄想、幻觉、睡眠障碍等。

（2）有身体疾病的老人，如浮肿、挛缩、关节僵硬、疼痛（包括癌症晚期的疼痛）等。

（3）没有明显认知或身体疾病，但是希望通过触摸疗法达到有效沟通，建立亲密和信任关系的情况，如老人及机构或家庭照护者。

知识点 2：身体抚触疗法的机理及作用

1. 什么是抚触

抚触是经过科学的指导，通过对皮肤进行有序的、有手法技巧的抚摸，让大量温和良好的刺激通过皮肤感受器传到中枢神经系统，产生生理效应的操作方法，是一种对健康有益的自然的医疗技术。最早主要作用于早产婴儿，现在广泛应用于各类人群，尤其是老年群体。抚触是人类具有的一种天生的特殊需求。科学家把这种需求称为“皮肤饥饿”。这种“饥饿”是无法用食物来消除和满足的，当这种需求得不到满足时，有的人会表现出厌食，郁郁寡欢，抗病力降低，身体虚弱等症状。反之，如果患有“皮肤饥饿”的人，尤其是久病多病的老人一旦重新得到久违的、来自亲人的抚摸或拥抱时，他们的“皮肤饥饿”就会慢慢地得到消除，从而达到心情愉快、食欲增强、思维敏捷的效果，抗病能力也会有所提高。

2. 抚触与皮肤的关系

按照生理学的观点，皮肤和神经系统有着千丝万缕的联系，是人脑的延伸，分布在皮肤上数不清的感觉神经末梢和感觉器则是人脑的前沿阵地上的“哨兵”。当通过握手、拥抱或抚触时，这种纯真的肌肤接触会对老人产生温和的刺激，这种刺激通过大脑的前沿“哨兵”——皮肤上的条件反射，会使人始终保持愉快而稳定的情绪，从而引起垂体等内分泌系统的正常活动，产生适度的激素，从而调动或调节各个器官和组织的生理机能，维持人体内部的平衡，增强免疫能力。

皮肤是人体最大的感受器官，是神经系统的外在感受器，这种触觉感受器可将所有感受的刺激通过神经传入中枢神经系统，使大脑皮层对这些冲动进行分析、判断，做出相应的反应。抚触能充分利用这个身体最大的感觉器官，刺激分布在皮肤上的不同感受器，并使中枢感受点兴奋，刺激神经细胞的形成及其与触觉间的联系，逐渐促进神经系统发育和智能的形成。而且脑部和肌肤的起源相同，当胚胎发展到一定时期，在内侧发展成大脑，而外侧就发展成皮肤。换言之，大脑和皮肤源自同一个胚胎细胞层。根据生物法则，越早发展的部位表示它是越基础的重要部位。如下图，受精卵经过无数次细胞分裂：外胚层—内胚层—中胚层。这一阶段后，每一个胚层又各分化为心脏、胃肠、皮肤等器官，进而建构完整的身体。这时，外胚层所显露在外的部分是皮肤，在体内的部分是脑和神经。归根结底，刺激皮肤就等于间接刺激脑部。

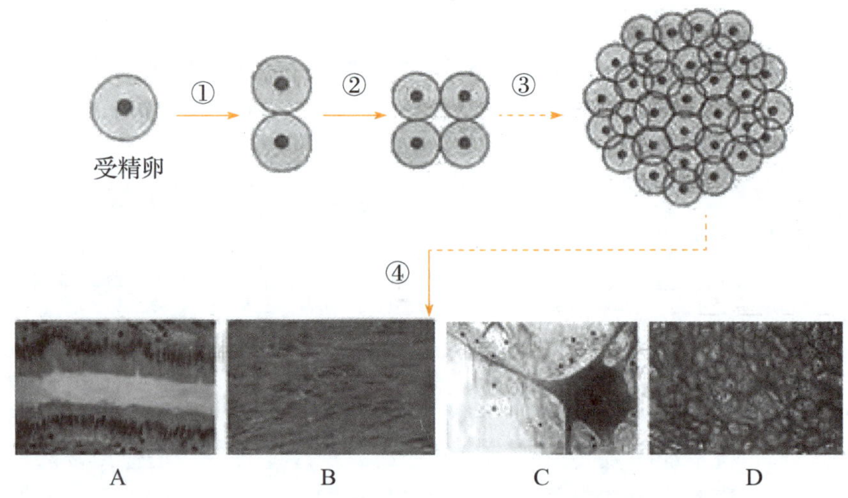

抚触是一种人与人之间的非语言沟通模式，经由两个个体在皮肤之间的接触连结，使其互相影响，让个体感受到感动、关心、支持的感觉。而抚触涵盖范围广泛，其中包括握手、拥抱、按摩、轻拍等动作。因此抚触会影响到个人的生理、心理、认知、情绪等方面，且抚触能表达对人的喜欢、亲密及肯定，抚触技巧更可增加正向的

学习笔记

姓名：＿＿＿＿ 班级：＿＿＿＿ 日期：＿＿＿＿

照护经验。早期抚触是运用在对婴儿发育的关键期给脑细胞和神经系统的刺激，促进婴儿神经系统发育与生长发育的一种疗法。近年来已扩大运用在“以人为本”的临床照护，通过温柔触摸身体的背部与四肢，希望改变老人的情绪和行动，帮助老人改善睡眠。

科普

恒河猴母爱剥夺实验

1958 年，威斯康星大学的心理学家哈里 · F. 哈洛（Harry F. Harlow）当选为美国心理学会的主席。在该学会的年度大会上，他发表了一篇著名的主席致辞，题目叫作“母爱的本质”。这篇致辞轰动一时，主要是他通过“独特”甚至近乎“严酷”的实验，证明了“母爱的本质”——母亲和孩子之间的肢体接触——对婴儿的意义、对母子之间的关系，以及对孩子身心健康的影响。虽然哈洛研究的是在孤独环境中成长的猴子，但是他将实验意义引申到了人类的母亲和婴儿关系上。

由于受行为主义和弗洛伊德精神分析思想的影响，很多人错误地认为母亲和孩子间过多的亲密接触会阻碍孩子健康的发展，使他们在成人后产生过多的依恋，从而对孩子的人格有负面的影响。而哈洛的恒河猴实验，彻底粉碎了这些错误的观念。他的实验恰恰证明了母亲和孩子之间的亲密接触与情感及社会支持，是促使一个人正常且健康成长的重要因素。

他做了关于爱的 5 个实验。

第一个实验，小猴子刚出生就从猴妈妈身边被带走。哈洛做了两种“假妈妈”：一种是铁线绕成的“铁线妈妈”，但有奶水和提供温暖的灯泡；另一种是软布做的“柔软妈妈”，这个妈妈只有触觉抚慰，没有奶水。小猴子们在饥饿驱使下，它们会找到“铁线妈妈”吮吸，但只要一填饱肚子，它们就会尽快回到“柔软妈妈”那里。绝大部分时间里，小猴子都紧紧抱着没有乳汁的“柔软妈妈”。

第二个实验，哈洛把会发出大声响的敲鼓泰迪熊、造型可怕的木质大蜘蛛放进笼子，看看受到惊吓的小猴子会作何反应。受到惊吓的幼猴们毫不犹豫地奔向了“柔软妈妈”，用尽力气抱住她，好像能从这个假妈妈那里得到安慰与保护。最终，它们在“柔软妈妈”身边平静下来。

第三个实验，第一个用布做的“柔软妈妈”可以喷射高压空气，几乎能撕裂小猴子的皮肤，但小猴子只是更加紧紧地抓住这个假妈妈；第二个机械猴子妈妈，它能够猛烈地震动，但小猴子只是抓得更紧；第三个猴子妈妈能够从身体里弹出铁丝网，把小猴子打飞，小猴子被打飞后，爬起来，又抓紧假妈妈；最后做了个“刺猬”妈妈，它可以浑身弹出尖刺。小猴子被尖刺吓坏了，但是等到刺收回去后就回到“妈妈”身边，紧紧抓牢“妈妈”。

第四个实验，这次的小猴子从出生开始，经历了 8 个月“无母亲无同伴”生活后，它们也被放进有两个假妈妈的笼子里。当可怕机器人出现时，它们不会奔向任何一个假

学习笔记

姓名：________ 班级：________ 日期：________

妈妈，因为它们从来没有跟假妈妈相处的经验。它们绝望地抱着自己、摇摆身子、瘫倒在地、尖叫不已，这是它们安抚自己的办法。这些小猴子长大后也几乎无法融入猴群，它们更胆小，或又敌意过重。

第五个实验，除了第四个实验，第一个实验中仅跟“柔软妈妈”一起长大的幼猴也难以融入群体。于是哈洛对第一个实验进行了改进，制作了一个可以摇摆的“柔软妈妈”，并保证幼猴每天都会有一个半小时的时间和真正的猴子在一起玩耍。改进后的实验表明，这样哺育大的猴子基本上正常了。

哈洛等人的实验研究结果，用他自己的话说就是“证明了爱存在3个变量：舒适触摸、运动、玩耍。如果能提供这3个变量，就能满足1个灵长类动物的全部需要。”实验生动地证明了母爱的本质，主要是心理上的支持和肢体的接触，而不仅仅是单纯的生命支持。所以，母亲养大一个孩子，主要的贡献是她们的关怀、支持、拥抱、接触、安全、依恋和身体力行的教育及影响。因此，哈洛的研究和理论在当时是革命性的。

3. 抚触疗法的功能

抚触是通过刺激皮肤促进触觉神经系统发育和建立良好的身体意识，可以从中获得舒服、温暖、愉悦等感受的功用，是一种非常有效的疗法。因为抚触会产生生理方面和心理方面的反应。生理方面，抚触是借由利用皮肤间接触而刺激下视丘来抑制交感神经，增强副交感神经作用，而使得心跳变慢、皮肤的温度上升、血压下降、减轻疼痛。心理方面，抚触在社交与情绪功能、生理与身体的调节与发展、引导环境的知觉与探索上扮演着重要的角色。

抚触疗法是一种非药物控制的模式，可以减轻疼痛。这个功能模式可用“痛觉闸门控制理论”来解释，此理论是由1965年加拿大神经生理学家罗讷德·梅尔札克（Ronald Melzack）与英国解剖学医生沃尔（Patrick D.Wall）共同提出的。理论说明当痛觉从末梢神经传导至脊髓神经时，脊髓上有控制疼痛的闸门，会调整传递到大脑的痛觉信息。同时感觉神经有粗细之分，两者同样会传递痛觉信息，但较粗的感觉神经也会传递触觉与压迫感。所以就算有疼痛的信息发生，只要同时有舒服的触觉传递至较粗的感觉神经，脊髓很容易察觉到粗的感觉神经，就会关闭闸门减轻疼痛感，这也是抚触可以减轻疼痛的原理。当然闸门的开关取决于各种因素，也会受到心情或感情的影响。心情好的时候或平静时闸门容易关闭。因此，研究表明当有压力的刺激作用时，用手指压迫痛处会有止痛的效果。或当人的注意力集中贯注于某一事情上，也会促使体内产生大量的力啡肽，可以切断人体的疼痛报警，从而达到暂时止痛的效果，这也是运用抚触疗法时所获得的疗效证明。

痛觉闸门控制理论

4. 抚触对老年患者的重要性

抚触其实很简单，一般采用手部触摸和背部按摩的方式，容易被患者接受，而且效果比较好。最简单的握手也可以令患者愉悦，是一种可以促进交流，解除忧虑的有效

学习笔记

姓名：________ 班级：________ 日期：________

手段。背部的按摩对缓解肌肉紧张，减轻痛苦也很有帮助。抚触并不会花费我们太多时间，坚持做，会达到意想不到的效果。

一些患上老年性耳聋等疾病的老人，需要别人反复多次表达才能明白说话内容。为了避免与他人沟通时的尴尬，老人就会选择独处，减少讲话，甚至造成性格孤僻或者抑郁，所以，老年抑郁症是很常见的。如果有家人或者护理人员陪伴，并长期坚持抚触，则可以驱散其心理压抑感，抚触所传递的关爱有时胜过千言万语。

有资料表明，老年人因常被社会或家庭忽视，得不到应有的温暖和关怀，容易产生孤独和绝望感，加之老人得慢性病和心理障碍疾病居多，所以老年人更需要这种关爱式的抚触。临床研究发现，护理人员或家人对患病老人进行面部、头部、手部及肩部按摩时，几乎都能起到舒缓患者肌肉紧张，减轻肉体痛苦的目的。观察发现，神志不清的老年病人，触摸能使他们对外界的刺激变得灵敏，使失灵的感觉器官得到补偿。长期坚持触摸，老年病人的反应会大大提高。对患脑功能疾病而不能正常使用语言的老年病人，护理人员采用握手、手上游戏、拍肩、抚额等方式，可将病人引导到能够正常使用语言交流、敢于面对面交谈的程度。对一些有精神障碍或具攻击性行为的老年病人，采用人工按摩与音乐相结合的方法，可起到良好的消烦解忧、促进放松的效果。老年抑郁症很常见，触摸疗法可以减轻抑郁症状，改善失眠。此外，对于濒临死亡的老年病人，触摸能减轻其孤独和恐惧感，使其感到安详和温暖。

学习情境的技能点

技能点 1：蝴蝶拍技术

1998 年，蝴蝶拍技术由墨西哥心理学家在墨西哥飓风中干预幸存者过程中发展起来，并曾用于巴勒斯坦难民营的儿童，结果表明可以增强遭受持续战争创伤的儿童的适应能力。蝴蝶拍，顾名思义，就是像蝴蝶一样，拍打着翅膀，又好像我们在自己拥抱自己、安慰自己，可以促使心理和躯体恢复和进入一种“稳定”的状态。从生理学的角度讲，这个练习是对身体进行双侧刺激，促进信息加工，激活副交感神经，从而使我们的情绪稳定，获得安全感、愉悦感。

通过双手慢慢轻拍自己的双肩，就像母亲在安慰受惊的孩子时的力度和节奏。蝴蝶拍的原理可能是我们每个人心中都有一个“内在的父母”，我们通过这个“内在的父母”来安慰受惊的“内在的儿童”，促使身心恢复和进入一种“稳定”的状态，是一种寻求和促进心理稳定化的方法。它可以帮助我们增加安全感和积极的感受，帮助我们在遇到困难时采取更多的建设性行为。蝴蝶拍有多种用途，可用于在孤单时让自己感受关爱；在焦虑不安时让自己平静下来；在面对不得不承受的外界压力时减少压力对自己的影响；更可以用于对自身资源的提取和深化，提升健康水平。

蝴蝶拍的具体操作步骤如下：

学习笔记

姓名：＿＿＿＿　班级：＿＿＿＿　日期：＿＿＿＿

1. 实施条件

环境舒适、安静，有利于放松。

2. 技术动作

第一步：首先双臂在胸前交叉，右手在左侧、左手在右侧，轻抱自己对侧的肩膀。

第二步：双手轮流轻拍自己的臂膀，左一下、右一下为一轮。

第三步：速度要慢，轻拍 4 ～ 6 轮为一组。停下来，深吸一口气，如果好的感受不断增加，可以继续下一组蝴蝶拍。

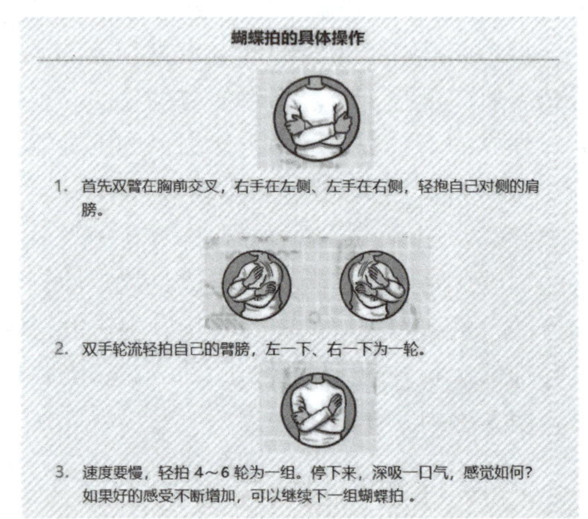

第四步：增加资源。

（1）寻找资源并积极强化。

积极的事：那些你曾经有过的愉快体验，最好能具体化，让那种自信心、能力、成就感充满全身。

爱你的人：你生命中出现过的亲友、老师、同伴，甚至是宠物，想象你们在一起的那种快乐和幸福。

喜欢的书：回想看过的图书、故事中的积极人物、动物、形象等，给自己赋能。

（2）顺其自然并学会放下。

过程中不需要刻意做什么，只需要顺其自然地感受自己；如有负性想法，试着终止，回到正性体验；如负性体验无法消除，停止蝴蝶拍，寻找专业人员帮助。

3. 注意事项

双手轻拍时注意速度要缓慢，大脑中尽量想象一些正性的画面，如果偶尔出现负性体验，停止想象，回到正性体验中来。每做完一组后，感受自己的身体，如果好的感受不断增加，可以继续下一组。

实操 蝴蝶拍练习

第一步：先给自己的心情评个分。

1～10 分（1 分代表最差，10 分代表最好）。

第二步：找一个安静的地方，跟着音频进行蝴蝶拍练习。

准备工作：坐在你觉得安全的地方，体验身体的姿势，保持和周围环境的联结，例如感觉自己脚和地面的接触、背和椅背的接触等，保持慢而平稳的呼吸，面带微笑，告诉自己“现在我是安全的”，并且可以不断重复。

开始操作：带着“现在我是安全”的想法以及与环境联结的感觉开始轻拍。允许其间出现各种想法、感受、情境以及身体的各种感觉。拍完一组后，停下来做一次深呼吸，感受当下的体验和安全感，如果是正性的或被自己喜欢的，那就重复再做 2～3 组后停止。如果出现负性的体验，请告诉自己“我现在只关注积极的体验，负性的体验以后再来处理，现在我是安全的”。如果负性的体验被赶走了，则可以继续接着做；如果未被赶走，则停止做蝴蝶拍。

第三步：增加资源。

第四步：再给自己的心情评个分。

请同学们熟练蝴蝶拍技术，开展组内训练，记录活动开展过程。

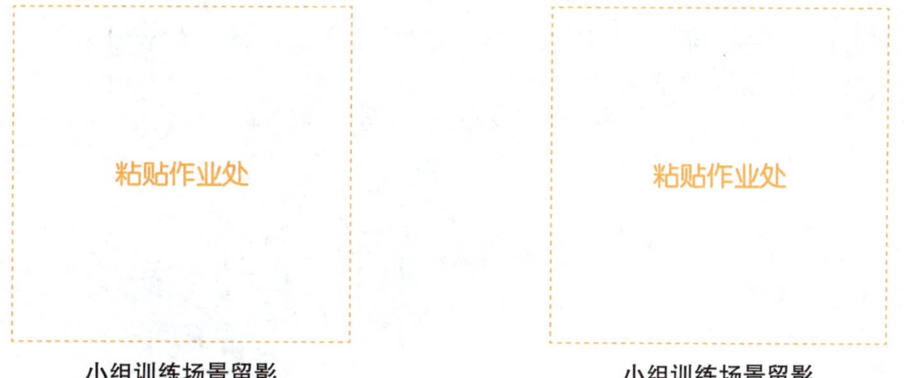

小组训练场景留影　　　　小组训练场景留影

项目	最差 ——→ 最好									
	1	2	3	4	5	6	7	8	9	10
练习前心情评分										
练习后心情评分										

注：通过以上训练活动，掌握蝴蝶拍技术，达到能够带老人开展训练的效果。

知识拓展

娃娃疗法

20 世纪 90 年代，娃娃疗法被引入老年照护机构，目的是减少认知症长者的行为和心理障碍。这是一种非药物干预疗法，适用于一部分失智症老人。

学习笔记

姓名：________ 班级：________ 日期：________

娃娃疗法的创建者受到了心理学家约翰·鲍尔比的“依恋理论”的启发。我们在婴儿和儿童时期习得的依恋关系会影响我们的一生。鲍尔比的依恋理论可以帮助失智症老人建立安全的依恋关系，从而缓解抑郁、焦虑等情绪问题。

游戏治疗是指在心理治疗理论指导下通过游戏活动而建立人际关系并帮助当事人成长和发展的过程。作为游戏治疗技术的一种，娃娃疗法的理论建构来自游戏治疗的唤醒说。即通过外部的环境刺激（特别是新异刺激）唤醒中枢神经系统的机能状态或有机体的一种驱力状态，调整有机体的内部平衡机制。新异刺激不仅为学习提供必要的线索，还能激活机体，改变机体的驱力状态。游戏是在最佳唤醒水平上发生的，虽然关于游戏的研究大多是针对儿童的，但是老年人的机体衰老，大脑机制发生改变，可认为他们已经退化成孩子，尤其是失智老人会变得幼稚化，因此，娃娃治疗是一个有效的干预方法。

研究表明，使用娃娃疗法有以下几个益处：

◎ 增加积极的社交行为。

◎ 减少神经和精神药物的使用。

◎ 减少焦虑、攻击和游荡行为。

◎ 保持长者参与的能力（穿衣、拥抱、摇摆、拥抱、跳舞和为娃娃唱歌）。

◎ 协助长者表达其他未满足的需要。

资料来源：园艺养心 . 心理话 | What ？ 给老年人用娃娃疗法？ .（2019-02-17）［2022-03-04］. https://www.sohu.com/a/295561376_275605.

学习笔记

姓名：__________ 班级：__________ 日期：__________

学徒实践

请同学们利用服务学习或跟岗学徒的机会，带身边老人进行蝴蝶拍训练，并记录活动开展过程与效果。

粘贴作业处

带老人训练场景留影

粘贴作业处

带老人训练场景留影

项目	最差 ——→ 最好									
	1	2	3	4	5	6	7	8	9	10
老人练习前心情评分										
老人练习后心情评分										

评价反馈

教师对学生完成的任务进行评价，并将评价结果填入下表中。

学习情境 2 触摸疗法			
评价项目		完成质量评价	
		分值	得分
蝴蝶拍技术	个人评估	10	
	同学互评	10	
	服务老人评估	10	

学习笔记

姓名：＿＿＿＿ 班级：＿＿＿＿ 日期：＿＿＿＿

学习情境 3

艺术疗法

学习情境描述

衰老是一个渐变的过程，是一种自然现象与客观规律，衰老了的人体机能会妨碍老年人在从前适应的环境中能力的发挥，以及他们之间的交往。感知能力退化影响着老年人对周围物理环境和社会环境信息的接收，感觉系统出现衰退在 65 岁左右，最先表现为听觉和视觉障碍，而这是人们从周围环境中获得信息的最重要渠道。其他感觉系统也逐渐出现功能退化现象，与此同时，也可发生心理方面的改变。如何提升老年人的感知力，提高老年人的心理健康水平呢？

学习目标

素质目标

1. 培养学生作为养老服务人员的职业素养与职业道德；
2. 培养家国情怀与使命担当精神。

知识目标

1. 了解提升感知力的方法；
2. 掌握艺术治疗的作用机制。

能力目标

1. 掌握绘画艺术治疗的具体操作流程和技术要点；
2. 能够运用艺术治疗技术调适老年人的心理健康状态。

任务书：运用艺术治疗方法调适老年人心理健康状态

任务分析：朱伯修补娃娃治愈了谁?

朱伯本名为朱伯明，今年74岁，精神很好。年轻时，他是研究所里精益求精的朱工，退休之后，他开了间“娃娃诊所”，专门修补上了年头的玩具娃娃。成为“娃娃医生”后，朱伯每天早上8点起床，忙到晚上12点，至今已修复800多个娃娃。朱伯修复的第一个娃娃是孙子的北极熊玩具，结果修了三次孙子都不满意。“他说嘴巴不对，说这不是我的明明了。”原来玩具还被孙子起了名字，自认为手巧的朱伯不服气，一直改到孙子满意为止。“我也很愧疚，年轻的时候忙工作，很少有时间陪伴儿子，给他买了一堆玩具，现在希望能代替儿子陪伴孙子，但父母的陪伴是最重要的。”朱伯说。朱伯觉得，这个工作不是任何人都能做的，除了是娃娃修复师，他算得上心理咨询师。每一个缝合修补的娃娃背后都是一个失而复得的童年，修娃娃不仅是技术上的修复，更重要的是抚平心里的褶皱。

思政育人

朱伯不仅是工作时追求精益求精，现在修补娃娃更是做到极致。他修补缝合的与其说是娃娃，不如说是每个娃娃背后一个个失而复得的童年。

请同学们阅读后找到朱伯修补娃娃的起因，并分析朱伯坚持修补娃娃的原因。

任务分组

班级			组号			指导老师	
组长			学号			任务	
组员	姓名	学号	任务	姓名	学号	任务	

任务清单

朱伯修补娃娃的起因			
朱伯坚持修补娃娃的原因			

学习笔记

姓名：________ 班级：________ 日期：________

学习情境的相关知识点

知识点 1：感知力

1. 什么是感知力

感知，就是感觉和知觉。感知力就是感觉和知觉的能力。感知能力是作为生物特别是人所独有的特性，感知力敏锐的人对于外界所给予的刺激反应比常人激烈。

2. 感知力的种类

感知力从层次方面、类型方面来看，分为很多种。具体的感知力包括：表情神态感知力、肢体语言感知力、说话语气感知力、文字阅读感知力、图形图像感知力、触觉感知力、嗅觉感知力、味觉感知力、视觉感知力、听觉感知力、触觉感知力、心灵沟通感知力等。

3. 提升感知力的方法

（1）听觉感知力。我们能听见声音，要归功于耳内的细小毛细胞。但随着年龄增长和噪声的刺激，这些细胞逐渐失去了活力。此时，就需要听不同类型、不同乐器演奏以及音量高低各异的音乐，锻炼耳朵辨别不同的声音。

（2）触觉感知力。闭上眼睛，用手触摸衣服的布料，这是锻炼触觉的好方法。你能够感觉到灯芯绒裤子的细绒、袜子上的硬块。

（3）视觉感知力。可以盯着鱼缸中游动的鱼看，用眼睛描述其鱼鳞、鱼鳃、外表的颜色。让眼睛充分休息也很重要。比如，先用手心捂住眼睛，直到眼前一片漆黑。随后拿开手，此时世界就会变得更明亮。

（4）嗅觉感知力。人的嗅觉具有无限潜力，多加训练，就能辨别出上千种不同的气味。比如，每天挑选一种水果酒，用鼻子牢牢“记住”它的香味。一段时间后，将这些水果酒放在一起，尝试着找出你最喜欢的味道。此外，吸烟会导致嗅觉接收器老化，所以一定要戒烟。

（5）味觉感知力。吃饭时，一定要细嚼慢咽，同时充分感受各种调料。而且要经常更换口味，今天吃得清淡，明天可以吃得咸鲜，这样能增强味蕾的敏感度。

知识点 2：艺术治疗

1. 艺术治疗的概念

艺术治疗（art therapy）又称艺术心理治疗。广义上，是通过表现性艺术（如视觉艺术、音乐、舞蹈、戏剧、诗词等，其中视觉艺术又包括绘画、雕塑、电影、书法等）来进行心理诊断与心理治疗的一门学问。狭义上则只指绘画治疗。美国艺术治疗师协会（1980）的定义是：通过艺术的非语言表达和沟通，使个人与环境内外取得平衡、一致。它所探求的是两个目标：一是艺术创作即是治疗过程，从而可以缓解情绪上的冲突，并有助于自我认识和自我人格的完善。二是通过艺术作品的表达达到个人与环境的统一。

学习笔记

姓名：________ 班级：________ 日期：________

其中，艺术治疗是通过治疗的过程、方式、内容和联想，反映出个人的人格发展、人格特征和相关的潜意识。它属于“非言语性的心理治疗”（nonverbal psychotherapy）。

艺术治疗的起源

目前，艺术治疗方法在欧美国家已经相当盛行，并被广泛应用于教育与心理治疗领域。就年龄而言，艺术治疗可应用于儿童、青少年、成人、老年人。就地点而言，艺术治疗可应用在学校、医院、监狱、军队。就所干预的问题而言，艺术治疗可处理灾难后创伤、焦虑等各种问题。艺术治疗的非言语沟通特质使其治疗的对象比较广泛。

2. 艺术治疗的特点

艺术治疗作为一种特殊的治疗方式，具有以下特点：

（1）是一种直觉的思考方式，能及时把潜意识的内容透露出来。

（2）具有非语言的沟通特征，能广泛地应用于众多对象，也包括特殊人群（如精神发育迟滞者、幼儿、丧失言语功能者）和特殊对象（包括灵长类动物）。

（3）能使当事者较适宜地降低心理防卫程度，而使潜意识较好地表达，及时建立二者之间的良好关系。

（4）是一种合理发泄不良情绪（愤怒、敌意）的方式，能被社会所接受。

（5）属于自发、自控行为，整个创作过程又能使当事人的情绪得到稳定。当事人也能使其本身的人格特征得到完善。

（6）作品可以作为一种客观诊断的辅助指标，作为补充个案的整体资料之一，并可以此作为评估病情发展的依据之一。

（7）能促使在团体中的相关成员的沟通。

（8）可使当事人参与相关的社会活动，长期进行更可使当事人获得稳定的心理支持。

3. 艺术治疗的主要分类

（1）Collage 疗法。Collage 疗法起源于毕加索时期，1988 年传入日本。Collage 意为艺术粘贴，是让患者从杂志上的材料中选择、裁剪画像，在特定的纸张上拼贴、重组。可以是个人 Collage，也可多人同时创作或互换 Collage。治疗类似于咨询的方式，把混乱的思考、情感加以整理和归纳，从而发现自我、表现自我和获得美的满足，促进患者回归现实。从一系列的作品中可看出其变化，能对一段时期的治疗做出总结。

（2）诗歌疗法。适合于患者情感和精神状态的诗歌可以起到净化心灵的作用，能给患者带来释放感和安定感，并修正情感反应，解决内心冲突；诗歌独特的韵律和音词，可以缓和紧张气氛，使患者和治疗师双方融洽；而且诗本身有多义性、比喻性、象征性，可使联想变得丰富，又可以使无意识的内容外显。

（3）绘画疗法。绘画疗法兼具诊断和治疗的两重性。绘画可以捕捉病人难以用语言表现的梦、情感、无意识的冲突，可以是外界现实事件和自我关系的投射，也可以反映病人的早期经历。借此，患者可以重新观察自我，进行内省和思考。按题目和方法可分为动态家族画、风景构成画、自发画等，可以通过色彩、框架、纸张大小等增加绘画难

学习笔记

姓名：________　班级：________　日期：________

度和内容。

（4）箱庭疗法。箱庭疗法又称沙盘疗法或沙箱疗法，也有人叫作沙游戏，是一种将分析心理学理论和游戏疗法相结合的心理疗法。箱庭疗法的治疗过程是让来访者在一个沙箱（52cm × 72cm × 7cm）中用沙子和各种各样的玩具模型、物品创造一些场景，宣泄个体情绪、情感，表现个体内部心理世界，促进个体心理整合与成长，并达到自我治愈的目标。箱庭疗法具有非言语性、直接与来访者的无意识相接触等特点，因而可以更多地从人心理的深层层面来促进人格的改变。箱庭疗法的题目可分为自发和限定两种，并兼具诊断与治疗双重功能。

（5）音乐疗法。音乐疗法是指利用音乐调节人的心身和情绪情感，促使疾病治愈的一种治疗方法。音乐疗法包括听、玩、唱、演奏、修改、创作、游戏等多种方式。不同种类、不同形式的音乐可应用于不同的患者。各种情绪的表现可与一定的音乐节奏、速度、力度和音色相结合。音乐可引起个人的情绪兴奋、集体的亲密感等，也可以达到释放情绪和净化心灵的目的，还可以调节生理功能。音乐疗法可应用于身体机能障碍、言语情感交流缺乏、感情障碍、精神发育迟滞、神经损伤等患者。

休息状态的大脑

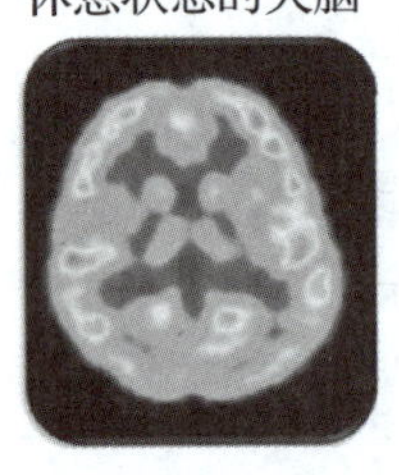

大脑对音乐的反应

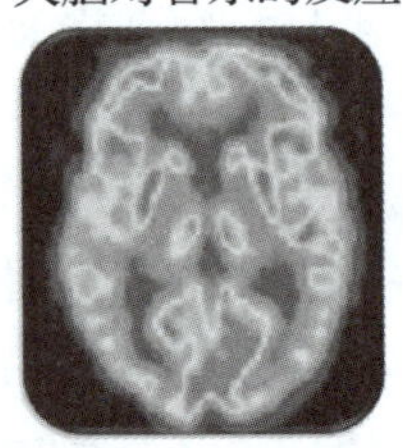

注：正电子发射断层扫描（PET）可以追踪到体内注射的放射性葡萄糖。当受试者听到音乐时，被扫描的大脑会活跃起来，释放多巴胺。多巴胺是一种神经递质，有助于调节大脑的愉悦和奖励中心，以及情绪反应和动机。它可以使人们连接到积极记忆，感到更安宁并与世界紧密联系。

舞蹈疗法的三个特点

（6）舞蹈疗法。舞蹈疗法以身体动作来表现、交流感情体验，从非语言的角度，达到心身统一而治愈疾病，可以用于集体治疗和个人治疗。对照研究表明，舞蹈治疗有助于改善慢性精神分裂症的症状和社会功能的康复。

（7）心理剧疗法。心理剧疗法是一种基本的团体治疗方法。它是在团体指导者的引领、支持和帮助之下，通过团体成员的创造性的参与表演的过程，使团体成员充分表达自己的感受，使情绪得以表现、释放，并且提升自己的洞察力，获得对问题和自身的更深的理解，进而发展出健康、积极、富有建设性的新行为。心理剧包括导演、主角、辅角、观众 4 种角色和暖身、演出、分享 3 个阶段。

（8）作业疗法。作业疗法是通过指导残疾者或患者选择性地应用某项活动，以达到最大限度地恢复躯体、心理和社会方面的功能，增进健康，预防劳动能力的丧失，预防残疾的发生和发展为目的的一种技术和方法，它是一项重要的康复医疗手段。作业疗法通过有目的的作业活动，提高患者分析、解决问题的能力和对生活的适应能力。常用作业疗法有：编织、捏橡皮泥、镶嵌、书法和打字、园艺、游戏等。

此外，还有以人物、景物和艺术摄影为手段的写真艺术疗法、摄影疗法等。

案例

“巧手生花，乐享三福”——老年艺术治疗成果展

2018 年 8 月 29 日，由重庆市第三社会福利院主办、重庆心桥社会工作发展中心承办的“巧手生花，乐享三福”——老年艺术治疗成果展在院内喷泉广场拉开帷幕。本次老年艺术治疗成果展持续两天，共计展出院内老人细致精美的艺术作品百余件。

园艺展区展品共计 31 件，有由社工带领院内的失能失智老人手工制作的树叶标本、干花，还有自理老人用自己绘制的陶艺花瓶种植的多肉植物。在园艺治疗中，不论是播种还是替植物换盆、浇水，不时会有举手、伸展等动作，对一些平时疏于运动的老人十分有利，而对于肢体障碍或行动不便者，也能借此亲近大自然，获得精神上的抚慰。

手工材料制作分布在布艺展区、手工展区，展品由社工带领的手工小组的老人制作的布艺贴画、布艺花、丝网花、3D 木质模型、三角插（小鱼）等组成，共计 78 件。老人在制作手工的过程中不但能够锻炼动手能力以及手眼的协调性，而且可以丰富老人的晚年生活，提升老人的自信心和自我认同感。做手工的过程中也可以转换老人的情绪，把他们焦躁的、不安的情绪沉静下来，全身心投入这件事情中。

为改善院内失智老人的记忆能力并防止失智老人产生精神抑郁等问题，心桥社工通过引导老人唱响旧时歌曲，协助失智老人回想那段激情燃烧的岁月，帮助老人找回尘封的记忆，从而激发自我认知。本次活动中，共计展出失智失能老人参与音乐治疗过程的 150 多张照片。在音乐治疗展区的一张张照片中，老人嘴角向上扬起的快乐，挥走了时光角落里的孤独与寂寞。

资料来源：爱在心桥．“巧手生花，乐享三福”：老年艺术治疗成果展．(2018-08-31)［2020-03-04］. https://mp.weixin.qq.com/s/lrbtiLMbCqD_TXRw-0Mg-g.

问题：1. 艺术疗法的形式有哪些？

2. 艺术疗法的作用如何？

思政育人

能接纳老人尤其是特殊老人的不良情绪和行为，具备同理心，进一步内化敬老爱老孝老的职业精神；以老年人需求为中心，尊重个别化、自愿性等专业伦理，运用专业技法开展老年照护。

4. 艺术治疗的发生机制

虽然艺术是人类的高级精神活动，看上去与生理需要不相关，但是，实际上人类的艺术活动中都隐含着其生理的需要，奔腾不息的生理本能是人类行为的根本动力。下面

学习笔记

姓名：______ 班级：______ 日期：______

对艺术治疗的发生机制进行初步的探讨。

人们日常生活中对色彩的感知与现代医学实验结果相吻合。红色使人提高食欲，有增强人体免疫力的功效；绿色则被称为“健康的摇篮”，可以使人思维活跃、缓解紧张情绪，对于精神抑郁有辅助治疗的作用。正如热拉尔·贝东在《电影美学》中分析的那样：“色彩可以向我们展示仁慈情感和印象，可以作用于我们的思想和精神；因此它可以用来推动剧情的发展，直接参与环境与心理氛围的制造。色彩具有奇妙的心理与戏剧价值。”

日本的春山茂雄博士发现，当人的脑电波是 a 波时，脑内分泌一种被称为“脑内吗啡”的荷尔蒙。科学研究证实 a 波能通过人的感觉器官对人的情绪给予巨大的平静和安定感。春山茂雄博士进而提出，要使大脑常常分泌脑内吗啡，人们就应该善于用利导思维想问题，更多地做使自己愉快的事情，还可以通过运动、游戏、静坐冥想等方式。人们在艺术面前根本无法掩饰个人情感的流露，当进行艺术创作活动、对艺术作品进行欣赏时，身心都处于放松状态，从而导致个体的反应潜能被调动起来，个体的神经系统得到调节，所有生理器官的供血畅通，右脑开始分泌脑内吗啡，人的心情开始变得愉悦，并引发整个身心系统的良性循环和更新。因此，艺术活动能够使人们产生和保持良好的情绪，而艺术治疗是进行身心调节的有效手段。

从心理发生学的角度来看，艺术具有心理治疗的作用，与个体的心理需要有关。美国美学家海格·哈特查多雷安在《现代世界对艺术的需要》中就曾指出，艺术创造和艺术接受是人类的一种基本需要，这种需要是人类进步的根本推动力，艺术接受活动往往是一系列愉悦的心理波动的展开。

马斯洛的需要层次理论也指出，除了人的基本需要之外，人们也存在审美的需要。而艺术则能从审美的角度来满足人们的需要，丰富人们的现实生活。阿恩海姆认为既然艺术接受与心理治疗之间有一种渐趋明朗的关系，就应该相信艺术有可能担负起有益于人的身心的内在使命。艺术治疗给人们提供了一个支持性的心理治疗空间，让情绪有一个安全的抒发渠道。

5. 艺术治疗的作用机制

艺术治疗的理论基础主要来自斯佩里左右脑分工理论以及心理投射理论。该理论认为：左脑主要负责理解、记忆、时间、语言、判断、排列、分类、逻辑、分析、书写、推理、抑制等，思维方式具有连续性、延续性和分析性。右脑主要负责空间形象记忆、直觉、情感、身体协调、视知觉、美术、音乐节奏、想象、灵感、顿悟等，思维方式具有无序性、跳跃性、直觉性等。在一个针对精神分裂症来访者进行的侧化损害研究中，研究者发现此类来访者右半脑的功能与正常人相比明显较亢奋，主要表现为来访者的情绪活动功能常常显示异常，并且主要表现为负性情感体验。该研究表明，右脑的功能被损害后将影响到个体情绪的机能，而同样被右脑控制的艺术创作活动则能影响和治疗来访者的情绪机能障碍。

不同心理领域的研究者对心理投射有不同的看法。现代艺术治疗的主要理论基础为

学习笔记

姓名：________ 班级：________ 日期：________

分析心理学中的心理投射。该理论认为，心理投射是一种类似自由意志物在个体的意识层中的反映，是一个主动的、无意识的表现活动。不同的心理投射的产物不仅仅以艺术创作的形式存在，人的梦、幻觉乃至妄想都可以看作心理投射的表现方式。因此，进行艺术创作的活动是能够作为一种心理投射的技术来应用的。

艺术治疗师罗宾（Robin）较为全面地分析了艺术疗法的作用机制。他认为，人们内隐的思维多以视觉的方式呈现；记忆则有可能是前语言的或是被压抑起来的。个体从前的创伤经验等不愉快的内容遭到压抑，仅仅靠运用语言是无法提取出来的，从而难以被干预。同时，个体相当多的情绪体验内容，其本身的呈现形式就是前语言的，人们并不能将它们准确地用语言来表达。当人们无法用语言来描绘自己的某一个感受时，更容易通过艺术作品来表达。艺术本身的价值往往是中立的，这种表达没有社会道德方面的顾忌，更能为人们所接受。

学习情境的技能点

技能点 1：绘画艺术治疗

绘画者在绘画的创作过程中，通过绘画工具将潜意识内压抑的感情与冲突呈现出来，同时，在绘画的过程中，绘画者在心灵上、情感上、思想上，将获得负能量的释放、解压、宣泄情绪、调整情绪和心态、修复心灵上的创伤、填补内心世界的空白，获得满足感、成就感、自信心，从而达到诊断与治疗的良好效果。绘画治疗法不限制年龄，成人或儿童都可以通过绘画治疗法获得良好的心理需求。心理咨询师可以通过绘画解读受访者的心灵密码，透析深度困扰人们的“症结”，从而对症解题，让受访者在一定的时间内得到帮助和缓解，是心理健康恢复的手法之一。

绘画艺术治疗过程包括心理治疗与创造两个平行的过程。除了心理治疗之外，创造过程也为患者提供一种看待自己所面临问题的新方式。绘画疗法有许多优势：首先，艺术提供了特有表达的可能，可以在一幅作品或系列作品上表现发生在不同地点、不同时间的事件，可以把不可调和的情感合成在一起。其次，绘画疗法是灵活的、多面性的，它适合不同年龄、不同疾病的患者，可以在不同地点实施。再次，绘画疗法可以使心理治疗常态化，即可以在人们的所有日常生活情境中开展。最后，绘画等艺术方法可以安全地释放毁灭性力量，使心灵得到升华。

目前绘画疗法一般有三类：第一类是“自发性绘画”；第二类是“主题性绘画”（普通主题绘画：树木、房树人以及自画像，特殊主题绘画：童话故事、动物、异性、烦恼以及梦）；第三类介于这两者之间。

1. 房树人测试

绘画治疗目前应用较多的是“房—树—人”测试，我们结合心理咨询个案对这一技术的应用进行介绍。

学习笔记

姓名：__________ 班级：__________ 日期：__________

（1）指导语。“房—树—人”测试是非常成熟的绘画投射测验。“房子”代表家庭，是人们内心成长的场所，可以投射内心的安全感，表达对家庭的感受；“树木”能够反映个体自我的成长，投射人们对环境的体验；“人物”投射个体的自我形象和人格完整性。

“房—树—人”绘画测验所需的基本工具是：A4 白纸、2B 铅笔、橡皮，被试者把“房子、树木和人”画在一张纸上，又称为“动态房—树—人图”。

测试的指导语可参考：“请在这张纸上画一间房子、一棵树和一个正在做某一动作的人。尝试去画一个完整的人，不要画漫画或火柴人。”

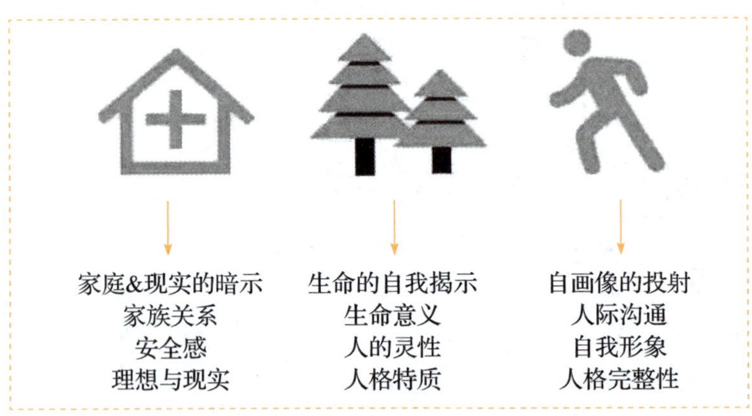

（2）绘画作品的分析。

1）画面描绘情况。

大部分绘画作品整体上房子、树木、人物完整清晰，人物有动感，呈现出较好的生活状态。而 30% 左右的绘画作品中房子、树木、人物描绘得不够详细，说明情绪比较低落，性格内向。

2）画面大小。

大部分画面的大小比较适中，但有部分作品的画面过大或过小。过大反映了个体过分自信的倾向，而过小反映了个体不够自信、自卑、社交能力弱等特质。

3）画面的位置。

通过对比发现，68% 左右的作品画面的位置占据了整张纸的上、下、左、右、中心几个重要方位，剩下的作品处在画纸的某单一方位，如上部、下部、左上方位置。处在画纸中心位置的可能具有刻板、固执的特质；处于画纸左侧的表示关注感情世界，留恋过去的生活；处于画纸右侧的关注理智世界和未来的生活；处于画纸上方的表示追求精神生活，容易幻想；处于画纸下方的表示关注现实，追求安全感。

4）图形切断。

在绘画作品中会发现，少部分作品的绘画被画纸的边缘切断。被画纸上端切断的，可能表明个体的行动力相对比较弱，追求的目标太理想化、不现实；被画纸下端切断

学习笔记

姓名：________ 班级：________ 日期：________

的，可能表明个体有一定的压抑情绪；被画纸左边切断的，表明个体对过去的事物比较留恋；被画纸右边切断，表明个体处在矛盾的心理状态下，想逃离过去的人和事物。

5）线条特点。

个体在绘画的过程中呈现出的线条特点不一样，表现为以下几种：线条黑而粗、线条浅、线条笔直、反复描绘线条。线条黑而粗的特质是过于自信，行动积极；线条浅的特质是不够自信，有压抑情绪；线条笔直的特质是对目标执着，抗压能力相对较强；反复描绘线条的特质是缺乏自我满足感，有不确定感。

2. 曼陀罗绘画疗愈

曼陀罗以彩绘的方式深入心灵，通过自我觉察获得自我疗愈的力量。曼陀罗图形呈现出宇宙的观想，在彩绘的过程中有助于稳定情绪，缓解焦虑，激发个人潜能。以积极的方式彩绘曼陀罗可帮助我们从挫折与创伤中复原。

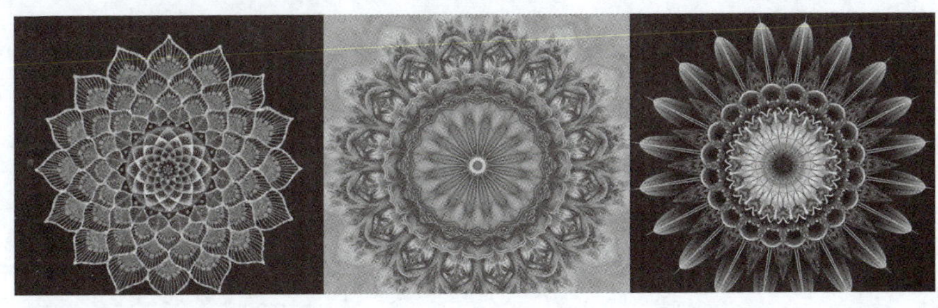

我们可以按照以下几个步骤进行曼陀罗彩绘：

（1）在彩绘曼陀罗之前，我们可以选择一处理想的环境，准备好彩铅，也可以适当放点轻音乐，让内心放松和平静；

（2）接下来听凭自己的感觉挥动画笔在曼陀罗图形上着色，彩绘的部分应该不只局限在圆内，也可以延伸到之外的空间创意绘制；

（3）把所思所想都倾注在你在画的图形中，直到你认为“完成了”才能停下来；

（4）为你的彩绘曼陀罗拟一个名字，仔细观察努力找出它的内涵。

经过上述的步骤，大脑所进行的思维活动全体现在这幅曼陀罗图形上，我们就可以通过解读它而获得潜意识信息。

3. 自发性绘画

没有任何限制，想到什么就画什么，线条、图案、色彩都不限制。纸张、纸型不限。可以是圆形的也可以是方形的。发挥个体的创造力，使内心想法得到释放。但参与者必须明确画好之后需要跟大家分享（促使当事人认真思考，鼓励参与活动），并回答三个问题。

（1）你都画了什么？

（2）你想表达什么？

（3）你画画的过程中有什么感觉？

学习笔记

姓名：________ 班级：________ 日期：________

参考指导语：大家好，今天我带着大家一起画一幅画，自己想画什么就画什么。可以是你画得熟练的，也可以是你现在心里想到的画面，还可以是你内心一直憧憬的一个画面，也可以是你临摹的。

实操

主题绘画：致敬抗疫英雄（教师带着学生做）。

指导语：我们正经历严峻的疫情考验，今天设定“战疫故事”主题，请大家把在疫情期间看到或听到的感人故事或人物画下来，让我们用绘画致敬抗疫英雄，并分享作品表达的故事。

请将优秀作品记录在粘贴作业处。

注：通过以上活动，熟悉绘画艺术疗法，达到能够带老人开展活动的效果。

思政育人

一个个感人的抗疫故事，体现了我们国家对生命的敬畏，体现了大国医者的家国情怀与使命担当，体现了志愿者舍小家为大家的爱国精神。

知识拓展

色彩的感官效应

色彩本身并无冷暖的温度差别，是视觉色彩引起人们对冷暖感觉的心理联想。人们见到红、红橙、橙、黄橙、红紫等颜色后，就联想到太阳、火焰、热血等物像，产生温暖、热烈、危险等感觉，产生冲动情绪。见到蓝、蓝紫、蓝绿等色后，则容易联想到太空、冰雪、海洋等物像，就会产生寒冷、理智、平静等感觉。

人们往往用不同的词汇表述色彩的冷暖感觉，暖色——阳光、不透明、刺激的、稠密、深的、近的、强性的、干的、感情的、方角的、直线型、扩大、稳定、热烈、活泼、开放等。冷色——阴影、透明、镇静的、稀薄的、淡的、远的、轻的、微弱的、湿的、理智的、圆滑、曲线型、缩小、流动、冷静、文雅、保守等。中性色——绿色。

学习笔记

姓名：________ 班级：________ 日期：________

黄绿、浅蓝、蓝绿等色，使人联想到草、树等植物，产生青春、生命、和平等感觉。紫、蓝紫等色使人联想到宝石等，故易产生高贵、神秘感。至于黄色，一般被认为是暖色，因为它使人联想起阳光、光明等，但也有人视它为中性色，当然，同属黄色相，柠檬黄显然偏冷，而中黄则感觉偏暖。

色彩可以在观赏者的视觉神经中留下长久印象，是最直接的视觉语言。在视觉设计作品中，视觉要素的认知顺序依次是色彩→图像→图案→标志→文字。色彩与滋味产生某种大致的对应：黄色→甜；绿色→酸；深红色→咸；黑色→苦；白色→清淡。从另一个角度看，红色能解馋，黄色可止渴，蓝色给人清凉的感觉，这都是视觉与味觉相互影响的表现。

色彩本身是没有情感的，我们之所以能感受到色彩的情感，是因为长期生活在一个色彩环境中，积累了许多视觉经验，这些经验与某种色彩刺激发生呼应时，就会激发某种情绪。

（1）色彩与情绪的对应关系如下：

红色→热烈、冲动；橙色→富足、快乐、幸福；黄色→骄傲；绿色→平和；蓝色→冷漠、平静、理智、冷酷；紫色→虔诚、孤独、忧郁、消极；黑色和白色→恐怖、绝望、悲哀、崇高；灰色→冷静。

（2）色彩与性格的对应关系如下：

红色是外向型的性格，其特点是刚烈、热情、大方、善于交际、不拘小节；黄色是力量型的性格，其特点是习惯于领导别人，喜欢支配；蓝色是有条理的性格，其特点是个性稳重，不轻易做出判断；绿色是适应型的性格，其特点是顺从、听话，愿意倾听别人的倾诉。

《星月夜》是后印象派画家梵・高的代表作之一。在这幅画中，梵・高用夸张的手法，生动地描绘了充满运动和变化的星空。夜晚的天空高又远，大星、小星回旋于夜空，金黄的满月形成巨大的漩涡，星云的短线条纠结、盘旋，仿佛让人们看见时光的流逝。暗绿褐色的柏树像巨大的火焰，是星夜狂欢的响应者。天空下，安睡的村庄那么宁静、安详。淡蓝的色调，动感的线条，给人自由的时空感。

资料来源：绎梦艺术帮扶团队．“演绎你的绘画梦”线下课程回顾：理论整理．(2020-08-12)［2022-03］. https://mp.weixin.qq.com/s/7Bcw2XmQbMa8uHshp2cRHQ.

学习笔记

姓名：＿＿＿＿ 班级：＿＿＿＿ 日期：＿＿＿＿

学徒实践

请同学们利用服务学习或跟岗学徒的机会，带身边老人开展绘画艺术治疗活动，“自发性绘画”“主题性绘画”任选，并记录活动开展的过程与效果。

老人活动场景留影　　老人艺术作品

评价反馈

教师对学生完成的任务进行评价，并将评价结果填入下表中。

学习情境 3　艺术疗法			
评价项目		完成质量评价	
		分值	得分
绘画艺术治疗	教师评估	10	
	同学互评	10	
	服务老人评估	10	

学习笔记

姓名：________　班级：________　日期：________

模块三 老年人记忆训练

学习情境1

老年人记忆能力测评

学习情境描述

随着年龄增大，老年人身体机能日益衰退，记忆力也逐渐下降。引起老年人记忆力下降的原因有很多。慢性病、长期睡眠不足、缺少运动、缺少新鲜空气、烟酒过量等都会导致记忆力衰退，这些是生理上的原因。如果老年人长期过分焦虑、忧郁、心理压力过大等也可以使记忆力减退，这种记忆障碍是大脑过度疲劳导致的功能失调，不存在大脑组织结构的损害改变，这是功能性的、暂时性的、可逆的。如何测评老年人记忆减退是生理性的还是功能性的呢？采用什么方式可以促进记忆力更长时间的保留，避免快速衰退呢？

学习目标

素质目标

1. 提升为老年人服务的意识和责任感；
2. 提升劳动意识，在活动模拟中体验职业；
3. 弘扬中国传统文化，树立文化自信。

知识目标

1. 熟知记忆的过程和分类；
2. 掌握遗忘的概念和遗忘规律；
3. 掌握老年人记忆老化的特点；
4. 了解韦氏记忆量表测评流程及要求。

能力目标

1. 能够科学解读艾宾浩斯遗忘曲线；
2. 能够准确使用测评方法测评老年人的记忆能力。

任务书：测评老年人的记忆能力

任务分析：分析张奶奶记忆力下降的原因

张奶奶今年 63 岁，平常喜欢读书看报，退休后一直在会计师事务所返聘。张奶奶易于接受新鲜事物，自从有了智能手机就不怎么看纸质书籍，经常用手机浏览新闻、看公众号文章等。年底公司业务繁忙，工作量加大，老伴又不幸患了中风，家务负担也加重，张奶奶最近常常失眠、焦虑，感觉自己身心疲惫，记忆力严重下降。

请同学们从上述描述中找出致使张奶奶记忆力减退的原因，并分析这属于生理性记忆力下降还是功能性记忆力下降。作为大学生的我们正是记忆力最旺盛的时候，但很多同学却感觉记忆力下降，比不上高中时候的记忆力，请分析一下原因。

任务分组

班级			组号		指导老师	
组长			学号		任务	
组员	姓名	学号	任务	姓名	学号	任务

任务清单

张奶奶记忆力减退的原因				
生理性记忆力下降还是功能性记忆力下降				
分析自己记忆力下降的原因				

学习情境的相关知识点

知识点 1：记忆相关知识

1. 什么是记忆

记忆是人们记住过去经历事物的一种能力，它是一种基本的心理过程。你现在还记得小时候学的汉语拼音、英文字母，还记得小学时同桌的模样，这都是记忆的表现。心

学习笔记

姓名：________ 班级：________ 日期：________

理学界认为记忆是指识记、保持、再认或回忆或编码、储存、提取客观事物所反映的内容和经验的能力。通俗来说，记忆就是我们大脑储存东西的地方，它会记录人们不同年龄所经历的事情，然后储存在大脑中，等我们需要的时候，大脑为我们提供所需要的信息，这是大脑固有的功能。因此，可以把记忆描述成一种信息加工，记忆是存储和提取信息的容量，是人脑对外界输入的信息进行加工、编码、存储和提取的过程，是人脑对过去经历事情的反应。记忆就像是人类的小助手，能帮助我们分辨和确认周围的人和事，它能帮助你区分一对双胞胎，能帮你记住银行卡密码……当我们习惯了记忆带来的便利之后，或许会想当然地认为它能带给我们的只有这些，但是细细想来你会发现，记忆的作用远不止这些。它像一张由听觉、嗅觉、味觉、视觉和触觉交织的网，通过记忆将目标、思想、故事、姓名、香味、伤痛等储存在人们大脑中。

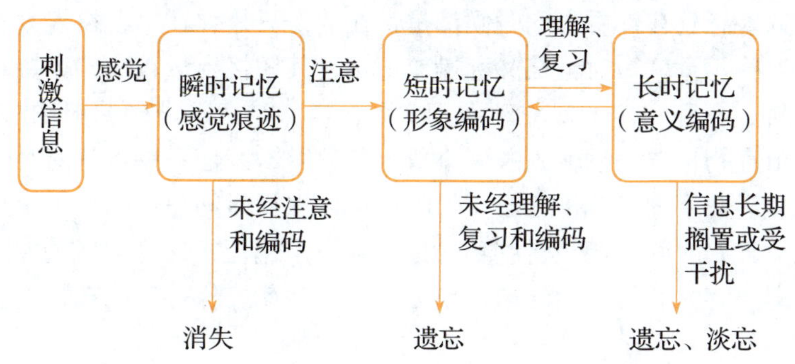

案例

88岁老人回忆解放济南：战友就倒在我的身边

老人名叫陈富生，今年88岁。13岁时，他当了民兵，加入了抗日战争的队伍。后来，他又参加了解放战争。1947年，孟良崮战役胜利之后，陈老所在的第九纵队被敌人17个师围堵至东海边，后在陈毅的指挥下突围。随后，陈老陆续参加了周村战役、解放济南、淮海战役。

说起战场上牺牲的战士们，陈老眼眶发红。“解放济南之前，我最好的战友包运曹问我：‘你还有钱吗？咱俩去买几个鸡蛋一起吃了。一旦打济南牺牲了……’当时我就想，他这是下了必死的决心……”“那时候，我们团负责攻坚。当时，作战参谋去前线指挥作战，包运曹是作战参谋的警卫员。结果，打到一半的时候，他和作战参谋就都牺牲了……”回忆着那段岁月，老人的眼里泪光闪烁，“战争真的太残酷了，光我们那个突破口，就牺牲了几百个战士……突围的时候，我就只能眼睁睁地看着子弹打在身边战友的身上、腿上。”

资料来源：88岁老人回忆解放济南：战友就倒在我的身边.（2018-09-30）［2022-03-04］. https://www.sohu.com/a/257181933_119517.

问题： 1. 老人的记忆属于哪一种记忆，其主要特点是什么？

2. 包运曹战士的事迹体现了什么精神？

学习笔记

姓名：________ 班级：________ 日期：________

思政育人

陈老的战友包运曹为了取得战争胜利下了必死的决心。支撑他的是什么？是为了国家独立和民族解放的家国情怀、使命担当！多年过去陈老仍然不忘记战友，启示我们要做一个重情重义的人。

2. 记忆的分类

（1）按记忆在大脑中停留的时间。根据记忆的信息在大脑中停留的时间可以将记忆分为瞬时记忆、短时记忆和长时记忆。瞬时记忆也叫感觉记忆，其主要特点是瞬现即逝、须臾即忘，保持时间较短，一般不超过 1 秒，甚至不被我们察觉到。例如：你正在专心看书，眼睛不自觉地扫描着每一行字，同时你能隐隐约约感觉到周围的动静，甚至闻到了饭香，这些感觉在你看书的时候都是存在的，只是你在书上投入太多的注意而几乎没有意识到这些感觉。短时记忆又称操作记忆，其记忆容量较小，保持时间大于 1 秒但不超过两分钟，常和一定的操作动作相联系，操作结束，准确的记忆内容也就消失，例如：以前超市存物柜要手动输入一串小票上的数字，我们看一下就能暂时记住，准确输入，取出包裹后数字内容几乎全忘。长时记忆可保持时间超过两分钟，且记忆容量较大，一般能保持较长时间，甚至有些长时记忆会终生铭记，这些记忆是大脑对此类信息进行加工、编码、存储和提取的结果，使之牢固、深刻，保持时间较长。例如：数学公式的记忆、父母的生日……

（2）按记忆的内容。根据记忆的内容将记忆分为形象记忆、抽象记忆、情绪记忆和动作记忆。形象记忆就是把感知过事物的形象作为记忆的内容，它一般以表象形式存在，因此又被称为“表象记忆”。它是直接对客观事物的形状、大小、体积、颜色、声音、气味、滋味、软硬、温冷等具体形象和外貌的记忆，直观形象性是其显著的特点。例如，一说起大象，你的头脑里就会浮现出大象的样子，有大大的身体、长长的鼻子等，近在眼前似的。抽象记忆也称词语逻辑记忆。它是以文字、概念、逻辑关系作为记忆的内容，如“哲学”“市场经济”“自由主义”等词语文字，整段整篇的理论性文章，一些学科的定义、公式等。情绪记忆是把体验过的情绪和情感作为记忆的内容。情绪、情感是指客观事物是否符合人的需要而产生的态度体验，这种体验是深刻的、自发的、情不自禁的，所以记忆的内容可以深刻、牢固地保持在大脑中。例如，比赛中获奖时的高兴心情的记忆。动作记忆是把做过的运动或动作作为记忆的内容。动作记忆是以各种动作、姿势、习惯和技能为主的记忆，动作记忆是培养各种技能的基础。

（3）按信息加工方式。根据信息加工方式将记忆分为陈述性记忆和程序性记忆。程序性记忆是指如何回忆怎样做事情的记忆，包括对知觉技能、认知技能和运动技能的记忆。这类记忆往往需要多次尝试才能逐渐获得，在利用这类记忆时往往不需要意识的参与。

学习笔记

姓名：________ 班级：________ 日期：________

陈述性记忆是指对有关事实和事件的记忆。它可以通过语言传授而一次性获得。它的提取往往需要意识的参与，如我们在课堂上学习的各种课本知识和日常的生活常识都属于这类记忆。在学习游泳之前，我们可能读过有关的一些书籍，记住了某些动作要领，这种记忆就是陈述性记忆；以后我们经过不断练习，把知识变成了运动技能，真正学会了在水中游泳，这时的记忆就是程序性记忆。

陈述性记忆又分为情景记忆和语义记忆。情景记忆是指对个人亲身经历过的在一定时间和地点发生的事件或情景的记忆。如果你曾经在汶川地震中搭救过一个摔倒的老人，当别人对你提起这个地震和该名老人时，你首先浮现出的是在地震的这个情境中遇到的该人，并能完整地想起当时的具体情景，然后才浮现出该人的体貌特征等，那么就是以情景为主要提示物的记忆。语义记忆是对字词概念规律和公式等各种概括化知识的记忆，它与一般的特定事件没有联系，对信息的这种意义特征的记忆不依赖于接收信息时的具体时间和地点，而是以语义为参照。情景记忆和语义记忆之间并没有严格的界限，例如，在一场篮球比赛中，知道篮球比赛的规则或在什么情况下罚球三次，涉及的是语义记忆；而记得像乔丹那样在比赛的最后 3 秒钟投中两分需要的是情景记忆。

思考

小时候我们并不理解古诗词，但开始背诵，属于什么记忆类型？背诵古诗词对我们有何影响？

思政育人

感受传统文化对当今社会的积极作用，弘扬中国传统文化，树立文化自信。

3. 记忆的过程

一般认为记忆由识记、保持、回忆（再认或再现）三个环节构成。识记是人脑通过对事物的特征进行区分识记并留下一定印象的过程。识记是记忆的起始环节，是获得事物映像和经验的首要过程，它的任务是通过感知、思维、体验和操作等活动获得知识和经验。例如，识记外文单词，常是经过多次诵读，形成它的音、义、拼法间的巩固联系，从而记住它。识记效果直接影响着以后的保持和回忆。保持是识记过的知识经验在头脑中的积累存储和巩固的动态过程，是记忆过程的中心环节，它的任务是储存和巩固已获得的知识和经验。研究表明记忆的保持存在记忆恢复现象，即在一定条件下，识记某种材料经过一段时间后，测得的保持量高于识记后立即测得的保持量的现象，这种现象在学习有意义的材料时最为明显。巴拉德研究发现，记忆恢复现象在儿童身上比在成人身上表现更为普遍，学习较难的材料时比学习容易的材料时表现得更为明显，学习程度较低时比学习纯熟时更易出现，记忆恢复的内容大部分处于学习材料的中间部位。回忆（再认或再现）是指过去的经验在头脑中重新展现出来，或是对曾感知过的事物再次出现时能确认是自己曾经感知过的事物。它是记忆的第三环节，其任务是提取头脑中储

学习笔记

姓名：________ 班级：________ 日期：________

存的知识、经验，用以解决当前的问题。比如，你现在碰见了小学三年级的同学时，还能认出他就是你过去的同学，或者你昨天看了一本书，现在你还能回想起书上的内容。识记和保持是回忆的前提，回忆是识记和保持的结果，并能进一步巩固和加强识记和保持，这三个环节是彼此相连，密不可分的。

案例

湖北荆州流浪汉男子

2020 年 5 月 17 日，一名男子在湖北荆州街头流浪时被市民发现并报警，后民警将其送至社会救助中心。男子看着有五六十岁，头发花白，身形瘦削，穿着一件灰色卫衣开衫，没有随身物品，但身上很干净。工作人员称，这名男子听不懂荆州当地方言，但是会说普通话、粤语和英语。让救助中心觉得棘手的是男子虽然会说英语、粤语，普通话表达也很流利，但是对于自己的名字、年龄、住址和家庭成员这些基本身份信息都无法记起，很难帮助他寻亲。在工作人员的引导下，该男子在纸上写下了“美英”两个字，但是男子“不知道这两个字是什么意思，也不知道是谁”。该男子声称自己名下有公司，平常喜欢去各种餐厅吃美食。“我印象里母亲家住的是别墅，我也有自己的房子，家里还有一些房产可以收租。”该男子回忆自己还拥有一辆车，于是警察便找出车辆的标志让男子辨认，最终男子指向了玛莎拉蒂。6 月 18 日晚，记者从荆州市社会救助中心获悉，中心救助的流浪男子身份信息已确认。他是马来西亚籍华人，家中确实是做生意的，其前妻和孩子在美国，母亲和弟弟在马来西亚。目前，救助中心已取得他在马来西亚的联系方式，将尽快与家属进行联系。

资料来源：新京报．湖北荆州一名流浪男子被救助，自称住别墅开玛莎拉蒂．(2020-06-18)［2022-03-04］．https://www.sohu.com/a/402738321_114988.

问题：警察通过车辆标志让该男子回想自己的车属于记忆中哪一个过程？

思政育人

警察的敬业、友善，践行了社会主义核心价值观；助人也需要智慧科学的爱、理性的爱。

“1+X”老年人记忆变化的特点

知识点 2：遗忘

1. 遗忘的概念

心理学认为，识记过的内容在一定条件下不能或错误地恢复和提取都叫遗忘。按照信息加工的观点，遗忘是信息提取不出或错误提取。遗忘是对识记过的材料不能再认与回忆，或者错误的再认与回忆，是一种记忆的丧失。遗忘分为暂时性遗忘和永久性遗忘，前者指在适宜条件下还可能恢复记忆的遗忘；后者指不经重新学习就不可能恢复记忆的遗忘。遗忘是保持的对立面，也是巩

学习笔记

姓名：________ 班级：________ 日期：________

固记忆的一个条件。如果不遗忘那些不必要的内容，要想记住和恢复那些必要的材料是困难的。

案例

刘奶奶的变化

某养老院自理楼住着一位刘奶奶，今年 76 岁，大专文化，退休前是初中教师。她刚来养老院时虽然不太合群，但与其他老人相处得也不错，自己的事情自己都可以做，基本上不用帮忙。但一年后，护理人员发现刘奶奶总爱忘事，经常丢三落四，忘记吃药或吃错药，或忘记已经吃过药了。烧开的水刚倒进壶里，却非要说没给她打水，明明自己手里拿着钥匙却还到处找钥匙等，但是刘奶奶曾经教过的一个学生考上了北京大学，她逢人必说。刘奶奶不认为自己爱忘事，但是护理人员依然耐心地为她服务，陪她聊天，带领她一起做恢复记忆训练。

问题：1. 刘奶奶的变化反映了遗忘的哪种形式？

2. 护理人员的态度体现了什么精神？

思政育人

要弘扬尊老、爱老、敬老和助人的传统美德；要培养爱岗敬业、接纳、同理心等职业素养。

2. 艾宾浩斯遗忘曲线

最早对遗忘进行实验研究的是德国心理学家艾宾浩斯，他提出了著名的“遗忘曲线”。他以无意义音节为材料，依据保持效果，绘制了遗忘曲线。信息输入大脑后，遗忘也就随之开始了。遗忘率随时间的流逝而先快后慢，特别是在刚刚识记的短时间里，遗忘最快，这就是著名的艾宾浩斯遗忘曲线。遵循艾宾浩斯遗忘曲线所揭示的记忆规

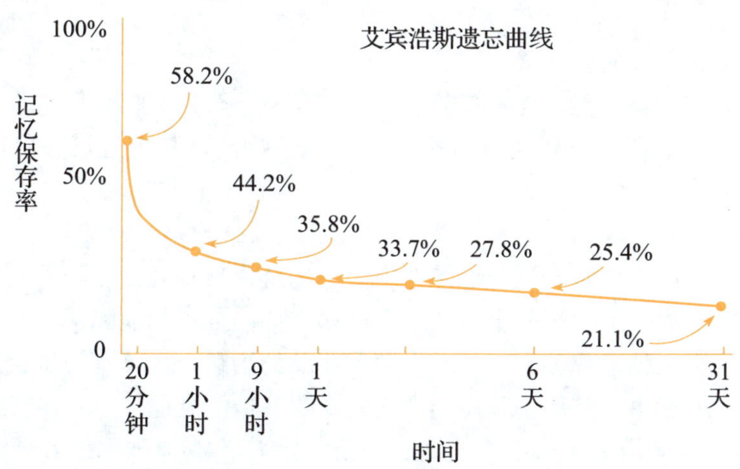

学习笔记

姓名：________ 班级：________ 日期：________

艾宾浩斯

律，对所学知识及时进行复习，这种记忆方法即为艾宾浩斯记忆法。对所学知识和记忆效果及时进行复习和自测是艾宾浩斯记忆法的主要方式。

3. 遗忘原因

（1）消退说。消退说认为，遗忘是记忆痕迹得不到强化而逐渐衰弱，以致最后消退的结果。也就是不复习就忘，这是最接近日常生活的理论解释。就像我们学习了新的知识，由于没有复习而忘记了，就属于记忆痕迹衰退说，它强调的就是有没有复习或得到强化。

（2）干扰说。干扰说认为，遗忘是由于在学习和回忆之间受到其他刺激的干扰所致。一旦干扰被排除，记忆就能恢复，而记忆痕迹不会消退。干扰说可用前摄抑制和倒摄抑制来说明。前摄抑制是先学习的材料对识记和回忆后学习的材料的干扰作用。后学习的材料对识记和回忆先学习材料的干扰作用称为倒摄抑制。强调新旧材料之间互相干扰，遗忘是由于记忆材料互相抑制，使所需要材料不能提取出来。研究发现：一群人参加测试，全部人先将10个无意义音节背住，然后让一部分人即行入睡，另一部分照常工作。结果表明，照常工作对所记材料起了干扰作用，回忆效果低于睡觉的人。睡觉前想的东西容易记住，所以，你想忘记的人或事千万不能在睡觉前想。

（3）压抑（动机）说。压抑说认为，遗忘是由于情绪或动机的压抑作用引起的，是人们压抑痛苦的或不愉快的事，以免引起焦虑的后果。如果压抑被解除，记忆就能恢复。

（4）提取失败说。我们常常有这样的经验，明明知道对方的名字，但就是想不起来。这种现象称为“舌尖现象”。遗忘之所以发生，不是因为存储在长时记忆中的信息消失了，而是因为编码不准确，失去了检索线索或线索错误，这就是遗忘的提取失败理论。一旦有了正确的线索，经过搜寻，所需要的信息就能提取出来。

知识点3：健忘

1. 健忘的概念

健忘就是大脑的思考能力（检索能力）暂时出现了障碍，此症状随着时间的推移会自然消失。而有时看起来与这种症状很相似的健忘症则是整个记忆力出现严重损伤所致。它们是两种截然不同的疾病。

2. 健忘的分类

（1）器质性。由于大脑皮层记忆神经出了毛病，包括脑肿瘤、脑外伤、脑炎等，健忘造成记忆力减退或丧失；某些全身性严重疾病，如内分泌功能障碍、营养不良、慢性中毒等，也会损害大脑造成健忘。同时，随着年龄的增长，大脑本身也会发生一定程度的退行性变化，或者由于脑部动脉逐渐硬化而导致脑功能衰退。

器质性健忘如果是由于疾病引起的，应及时治疗，或加强思维和体育锻炼。加强思维活动就是多动脑子，多分析问题，可防止大脑迟钝，使大脑皮层的记忆神经永葆青

学习笔记

姓名：＿＿＿＿ 班级：＿＿＿＿ 日期：＿＿＿＿

春；体育锻炼可保证大脑有足够的血液供应，有助于记忆。

（2）功能性。功能性健忘，是指大脑皮层记忆功能出了问题。对付功能性健忘有如下几项办法：透彻理解学习内容，不要一知半解或囫囵吞枣；尽量排除各种外来干扰；经常回忆和复习学过的知识；要循序渐进，避免紧张与急躁；注意劳逸结合，保证睡眠，一般连续学习不宜超过 1 ～ 1.5 小时。有些人为了增强记忆效果，拼命服用强身补品或补脑药物，也有人想借助烟、酒、浓茶、咖啡来克服健忘，这些都是不可取的。如此，非但不会有助于记忆，对身体健康往往弊多利少。

3. 健忘的病因

健忘的发病原因是多样的，最主要的原因是年龄。最近发病率有低龄化趋势，但相对年轻人而言，四十岁以上的中老年人更容易健忘。人的最佳记忆力出现在二十岁前后，然后脑的机能开始渐渐衰退，二十五岁前后记忆力开始正式下降，年龄越大记忆力越低，因此二十多岁和三十多岁的人被健忘困扰也不是奇怪的事。此外，健忘的发生还有其外部原因，持续的压力和紧张会使脑细胞产生疲劳，而使健忘恶化。过度吸烟、饮酒，缺乏维生素等可以引起暂时性记忆力恶化。最近，专家也开始注意到，心理因素对健忘的形成也有不容忽视的影响，到医院就诊的健忘患者有很多有抑郁症症状。一旦人陷入抑郁症，就会固执地仅关注抑郁本身而对社会上的人和事情漠不关心，于是大脑的活动力低下，而诱发健忘。由于到脑部的气血不足，脑的血液量减少导致记忆力减退。有孕育经历的女性有更多的体验。据统计，健忘患者中女性占了 60%，而家庭主妇 80% 以上有健忘经历。

4. 预防和治疗健忘的方法

治疗健忘没有天然妙药，需寻找发病原因，防患于未然或通过调整减缓症状。

（1）勤于用脑 “用进废退”是生物界发展的一条普遍规律，大脑亦是如此。勤奋的工作和学习往往可以使人的记忆力保持良好的状态。对新事物要保持浓厚的兴趣，敢于挑战。中老年人经常看新闻、电视、电影，听音乐，特别是下象棋、围棋，可以使大脑精力集中，脑细胞会处于活跃状态，从而减缓衰老。此外，适当地有意识记一些东西，如喜欢的歌词、记日记等对记忆力也很有帮助。

（2）保持良好情绪。良好的情绪有利于神经系统与各器官、系统的协调统一，使机体的生理代谢处于最佳状态，从而反馈性地增强大脑细胞的活力，对提高记忆力颇有裨益。

（3）经常参加体育锻炼。体育运动能调节和改善大脑的兴奋与抑制过程，促进脑细胞代谢，使大脑功能得以充分发挥，延缓大脑老化。

（4）养成良好的生活习惯。大脑中一贯存在着管理时间的神经中枢，即所谓的生物钟，工作、学习、活动、娱乐以及饮食要有一定的规律，以免造成生物钟的紊乱、失调。尤其要保证睡眠的质量和时间，睡眠使脑细胞处于抑制状态，消耗的能量得到补充。

从饮食方面来讲，造成记忆力低下的元凶是甜食和咸食，而多吃维生素、矿物质、纤维质丰富的蔬菜水果可以提高记忆力。

学习笔记

姓名：__________ 班级：__________ 日期：__________

（5）摸索一些适合自己的记忆方法。对一定要记住的事情写在笔记本上或写在便条上，外出购物或出差时列一个单子，将必须处理的事情写在日历上……都是一些可取的记忆方法。另外，联想、归类都是一些良好的记忆习惯。

其实，健忘并不是可怕的疾病，但因为健忘而造成的忧郁、不安或自信心降低却可能带来更大的危害。我们认识了健忘就应该正确地对待它，积极地调整自己，不要让它来困扰我们的工作、生活。

学习情境的技能点

技能点1：评估记忆力与健忘程度

1. 评估记忆力小测试

（1）评估你的数字记忆能力。

让一个朋友读出如下次序的数字，你的任务是以同样的次序复述这些数字。试试看你做得怎么样。

15　21　63　57　7　98　2　19　6　25　4　36　75　3　35　19　20

得分：你一次能回忆起多少个数字就得几分。

少于5个=差；5～9个=中等；多于9个=好。

小结：我们大多数人平均能记住七条信息。

（2）评估你的语言记忆能力。

看下列词语并试着记住它们——不要把这些词语写下来。你有一分钟的时间。

衬衣　火车　卫衣　沙发　椅子　自行车　书桌　床头柜

摩托车　书立　电脑　汽车　衣柜　飞机　打印机　衣架

现在把这些词语遮住，然后尽可能多地把这些词语写出来。

得分：正确记住1个得1分（总分是16分）。

少于5个=差；5～9个=中等；多于9个=好。

你可能又一次只记住了5～9个。你注意到这些词语有什么规律了吗？如果没有，再看一次。如果你仔细看可能会发现这些词语可以分为服装、家具、交通工具和办公用品四类，大家可以通过类别组合来增强记忆力。

2. 评估健忘程度测试

认真回答以下问题可以检验你是否健忘。

（1）经常忘记电话号码或人的姓名。

（2）有时已经发生的事情，短时间内却无法回忆起细节。

（3）几天前听到的话都忘了。

（4）很久以前曾经能熟练进行的工作，现在重新学习起来有困难。

（5）反复进行的日常生活发生变化时，一时难以适应。

学习笔记

姓名：________　班级：________　日期：________

（6）配偶生日、结婚纪念日等重要的事情总是忘记。

（7）对同一个人经常重复相同的话。

（8）不管什么事做过就忘了。

（9）忘记约会。

（10）说话时突然忘了说的是什么。

（11）忘记吃药时间。

（12）买许多东西时总是漏掉一件没买。

（13）忘记关煤气而把饭菜烧焦。

（14）反复提相同的问题。

（15）记不清某件事情是否做过。例如锁门、关电源。

（16）忘记应该带走或带来的东西。

（17）说话时突然不知如何表达。

（18）忘记把东西放在哪里。

（19）曾经去过的地方再去却找不到路。

（20）物品在经常被放置的地方找不到，却在想不到的地方找到了。

回答了以上问题，可以大体知道自己的健忘程度。

（1）（符合 0 ～ 5 个）正常。偶尔有些琐事想不起来，这只是极轻微的记忆力减退，没必要浪费时间来担心这个问题。

（2）（符合 6 ～ 14 个）轻微的健忘。很多怀疑自己得了严重健忘的人大多数处于这个阶段。多数人都有轻微的健忘，不必有太大的心理压力，但应注意调整，戒烟酒，补充维生素。

（3）（符合 15 ～ 20 个）严重的健忘。应找专家问诊，寻找恰当方法治疗。

技能点 2：指导老年人操作老年人健康关爱平台记忆能力测评

研究发现，记忆障碍感知对其针对记忆问题的相关求助行为有一定的预测能力，应重视老人关于记忆下降的感知，督促其及早就医，以利于痴呆的早期筛查、诊断与防治，因此在体验游戏前对老年人进行记忆测量具有必要性。

在老年人健康关爱平台中的记忆能力测评采用的是多认知主诉认知和情景记忆测量合并的方式。主要是用于评估个体主观感到的认知能力下降，从记忆力、反应速度、执行功能、视空间能力等多方面进行自我报告。该测评的优势在于简单易懂，且具有一定的趣味性，对于被测评的老人来说具有可操作性。在平台进行记忆检测后依据各项数据，选取适老游戏，为老人提供记忆训练方案。目的在于通过视觉刺激，实现认知功能的改善，利用应激记忆法提高老年人记忆力。

学习任务：请同学们登录平台浏览体验，自行完成记忆力测评，熟悉操作流程和步骤，将过程与结果以图片形式记录在粘贴作业处。

学习笔记

姓名：______ 班级：______ 日期：______

思考题：

1. 老年人健康关爱平台心理测评的架构是什么样的？
2. 记忆能力测评检测的是老年人的哪些方面？

粘贴作业处

知识拓展

韦氏记忆量表

韦氏记忆量表（简称 WMS）可测量以下几方面的记忆：个人经历、时间空间定向、数字顺序关系、逻辑（理解）记忆、顺背和倒背数字、视觉再生和联想学习等。此记忆量表在临床上应用甚广。

韦氏记忆量表

序号	测试项目	内容	评分方法
1	个人经历	5 个与自己相关的问题	每答对一题记 1 分
2	时间空间定向	5 个有关时间和空间的问题	每答对一题记 1 分
3	数字顺序关系	顺数 1 ～ 100	限时记错、记漏或退数次数，分别按照计分公式算出原始分
		倒数 100 ～ 1	
		累加，从 1 起每次加 3，至 49 为止	
4	视觉再认	每套识记卡片有 8 项内容，呈现给受试者 30 秒后，让受试者再认	根据受试者再认内容与呈现的相关性，分别记 2、1、0 或 -1 分，最高分为 16 分
5	图片回忆	每套图片中有 20 项内容，呈现 1 分 30 秒后，要求受试者说出呈现内容	正确回忆记 1 分，错误扣 1 分，最高得分为 20 分
6	视觉再生	每套图片中有 3 张，每张上有 1 ～ 2 个图形，呈现 10 秒后让受试者画出来	按所为画图形的准确度计分，最高分为 14 分
7	联想学习	每套卡片上有 10 对词，分别读给受试者听，同时呈现 2 秒。10 对词完毕后，停 5 秒，再读每对词的前一个词，让受试者说出对应的后一个词	5 秒内正确回答 1 词记 1 分，3 遍测验的容易联想分相加后除以 2，与困难联想分之和即为测验总分，最高分为 21 分

学习笔记

姓名：__________ 班级：__________ 日期：__________

续表

序号	测试项目	内容	评分方法
8	触觉记忆	使用一副槽板，上面有9个图形，让受试者蒙眼用利手、非利手、双手分别将三个木块放入相应槽中。再睁眼，将各木块的图形及位置默画出来	计时并正确计算回忆和位置的数目，根据公式推断出测验原始分
9	逻辑记忆	讲故事给受试者听，同时让其看着卡片上的故事，念完后要求其复述	回忆一个内容记0.5分，最高分为25分和17分
10	背诵数目	要求顺背3～9位数，倒背2～8位数	以能背诵的最高位数为准，最高分分别为9分和8分，共17分

修订韦氏记忆量表（WMS-乙式）

1. 个人经历

■ 年龄：____________________

■ 生日：____________________

■ 参加工作时间：____________________

■ 同事有谁：____________________

■ 工作单位（退休前）：____________________

得分：____________

2. 时间空间定向

■ 年份 ____________________

■ 月份 ____________________

■ 日期 ____________________

■ 所在城市 ____________________

■ 详细地点 ____________________

得分：____________

3. 数字顺序关系

■ 1→100　时间 __________；错 __________；漏 __________；分数 __________。

■ 100→1　时间 __________；错 __________；漏 __________；分数 __________。

■ 累加（3）时间 __________；错 __________；漏 __________；分数 __________。

得分：____________

4. 视觉再认

■ 全正 __________；近似 __________；同类 __________；无关 __________。

得分：____________

学习笔记

姓名：________　班级：________　日期：________

5. 图片回忆

鸡	鹅	猪	狗	牛	马	大象	狮子	锤子	钳子	锯子
衣服	鞋子	萝卜	藕	橘子	豆子	梨	火车	飞机		

■ 正确 ＿＿＿＿＿；无关 ＿＿＿＿＿。

得分：＿＿＿＿＿＿

6. 视觉再生

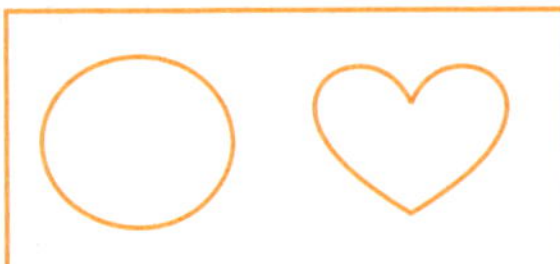
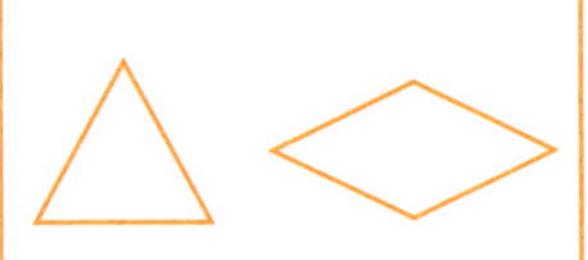
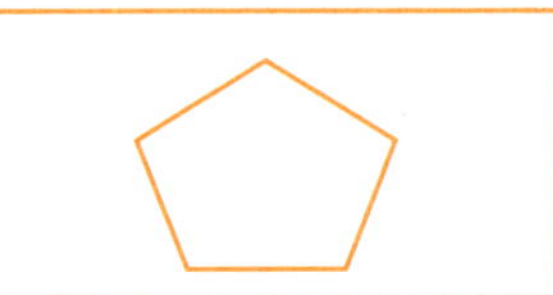

■ a ＿＿＿＿＿ 分；b ＿＿＿＿＿ 分；c ＿＿＿＿＿ 分。

得分：＿＿＿＿＿＿

7. 联想学习

第一试	回答	第二试	回答	第三试	回答
动物—狗	动物—	大门—锁	大门—	小刀—尖	小刀—
桌子—椅子	桌子—	阴谋—害人	阴谋—	大门—锁	大门—
<u>前面—慢</u>	前面—	<u>眼镜—水桶</u>	眼镜—	<u>飞机—白菜</u>	飞机—
大门—锁	大门—	小刀—尖	小刀—	铁—钉子	铁—
<u>飞机—白菜</u>	飞机—	动物—狗	动物—	<u>前面—慢</u>	前面—
阴谋—害人	阴谋—	<u>剪刀—茶叶</u>	剪刀—	<u>眼镜—水桶</u>	眼镜—
<u>剪刀—茶叶</u>	剪刀—	桌子—椅子	桌子—	桌子—椅子	桌子—
小刀—尖	小刀—	铁—钉子	铁—	阴谋—害人	阴谋—
铁—钉子	铁—	<u>飞机—白菜</u>	飞机—	动物—狗	动物—
<u>眼镜—水桶</u>	眼镜—	<u>前面—慢</u>	前面—	<u>剪刀—茶叶</u>	剪刀—

（有下划线的词为困难，其他为容易）

■ 容易 ＿＿＿＿＿ 分（题数 /2）；困难 ＿＿＿＿＿ 分。

得分：＿＿＿＿＿＿

8. 触觉记忆

■ 时间：利手 ＿＿＿＿＿；非利手 ＿＿＿＿＿；双手 ＿＿＿＿＿。

总时间 ＿＿＿＿＿。总分 ＿＿＿＿＿。

■ 正确回忆数 ＿＿＿＿＿；正确位置数 ＿＿＿＿＿。共计 ＿＿＿＿＿。

得分：＿＿＿＿＿＿

9. 逻辑记忆

甲：张师傅 / 今年 <u>50 岁</u>，是<u>红星</u> / <u>机械厂</u> / <u>维修</u> / <u>车间</u>的 / <u>钳工</u> /。和<u>苏师傅</u> / 到<u>郊</u>

学习笔记

姓名：＿＿＿＿＿ 班级：＿＿＿＿＿ 日期：＿＿＿＿＿

区/钓鱼/。张师傅钓了5条/，苏师傅钓了6条/。

乙：从前一青年/，有一次出远门/，过河时/坐在船边/，将宝剑/落入河里/，艄公/为他惋惜/，停住船/，叫他/下水/打捞/，青年说/，不用急/，我已经在船边/做了记号/，等船靠岸/，我从有记号的地方/下水/，准可捞到/。

丙：从前有两个/兄弟/，分了家/，但同住一屋/。哥哥心狠/，弟弟老实/，哥哥总想害弟弟/，弟弟在屋上/修屋/，哥哥偷走/梯子/，弟弟在井底/掏泥/，哥哥封住/井口/。一次兄弟俩/一同砍柴/，哥哥要分大柴/，弟弟分了小柴/，大柴重/，挑起来/走得慢/，小柴轻/，挑起来/走得快/。走得快的/在天黑之前/到了家/，走得慢/的在天黑时/遇见了狼/。

■ 简式：甲 ________ 分，乙 ________ 分；共计 ________ 分。

■ 繁式：乙 ________ 分，丙 ________ 分；共计 ________ 分。

10. 背诵数目

第一试	第二试
237	439
9273	9285
92383	72974
293742	426720
9823734	7237856
19875192	20985028
892635982	498689817

顺背

第一试	第二试
39	57
293	183
8387	2902
19837	18237
729018	091753
2981623	7153964
13874294	40276298

倒背

■ 顺背 ________ 分；倒背 ________ 分。

得分：________

学习笔记

姓名：________ 班级：________ 日期：________

测试项目	原始分	量表得分
个人经历		
时间空间定向		
数字顺序关系		
视觉再认		
图片回忆		
视觉再生		
联想学习		
触觉记忆		
逻辑记忆		
背诵数目		

本测验的计分系统仿照离差智商的计算方法，将各分测验的原始分数换算成量表得分，再将各年龄组的总分换算成标准分。国内一些单位已采用，有一定判定记忆的效果。

钱钟书“照相式”的记忆力

学习笔记

姓名：________ 班级：________ 日期：________

学徒实践

1. 带老人评估记忆力与健忘程度

利用服务学习或跟岗学徒的机会，至少为 3 位老人开展数字记忆能力、语言记忆能力和健忘程度评估。

内容		老人 1	老人 2	老人 3
数字记忆能力评估	差			
	中等			
	好			
语言记忆能力评估	差			
	中等			
	好			
健忘程度评估	正常			
	轻微健忘症			
	严重健忘症			

2. 指导老年人操作“老年人健康关爱平台记忆能力测评”

请同学们在服务学习或跟岗学徒中协助服务老人完成老年人健康关爱平台记忆能力测评，将过程与结果以图片形式粘贴此处。平台网址：http://hc.brainsources.cn/。

粘贴作业处

粘贴作业处

评价反馈

教师对学生完成的几项任务进行评价，并将评价结果填入下表中。

学习笔记

姓名：________ 班级：________ 日期：________

学习情境1　老年人记忆能力测评			
评价项目		完成质量评价	
		分值	得分
记忆能力评估	教师评估	10	
	同学互评	10	
	服务老人评估	10	
健忘程度评估	教师评估	10	
	同学互评	10	
	服务老人评估	10	
“老年人健康关爱平台记忆能力测评”体验		10	

学习笔记

姓名：__________ 班级：__________ 日期：__________

学习情境 2

缅怀往事疗法

学习情境描述

老年人常回忆往事，心理学家认为这是老年人的一种调节机制。随着年龄的变化，人们对过去和未来的看法有所改变，许多老年人感到要探索和找出自己一生的意义。适当加以引导地缅怀往事对老年人来说，能有机会弥补自己的缺憾，完成未了的心愿，能与自己的局限和失败取得和解，从而避免陷入绝望。通过回忆一生的成就，老年人能增强自己进入老年后的自尊；回顾过去痛苦的经历或者一直未能解决的冲突，能使老年人通过接受专业方法，重整对这些事的看法，接纳过去或者采取行动解决问题。

学习目标

素质目标

1. 培养学生作为养老照护人员的责任和担当；
2. 培养学生勤俭、奋斗、创新、奉献的劳动精神；
3. 弘扬尊老敬老的传统美德，争做尊老敬老的表率；
4. 厚植学生的爱国主义情怀。

知识目标

1. 理解缅怀往事疗法的概念；
2. 理解缅怀往事疗法的工作机理；
3. 掌握针对老年人选择记忆训练的原则；
4. 掌握缅怀往事疗法的应用原则和适用群体。

能力目标

1. 能够辨识记忆衰退是正常老化还是疾病影响；
2. 能够有针对性地选取方法改善老年人的记忆能力；
3. 能够按照流程指导老年人缅怀往事；
4. 能够灵活运用技巧引导老年人缅怀往事。

任务书：学会缅怀往事疗法的具体操作

任务分析：耄耋老人缅怀弟弟“小萝卜头”

84岁的宋振镛是“小萝卜头”的哥哥。小说《红岩》出版后，他看到小说里一个个鲜活的形象，激发了研究那段历史的热情。他用了20多年时间，写下17万字的文史资料，进行了6 000多场宣讲。“宣讲‘红岩’精神，是我的使命！”宋振镛说，讲述“小萝卜头”的故事，就是希望孩子们更好地担当起历史使命。

宋振镛提起狱中长出甜石榴的故事，眼中溢出对许晓轩和弟弟“小萝卜头”的深深怀念之情……

思政育人

回顾往事、回顾生活，使个体更好地获得人生的获得感、满足感和幸福感。

请同学们说一说宋振镛老人宣讲“红岩”精神，讲述他弟弟“小萝卜头”的故事能给社会和他个人起到什么作用？

任务分组

班级			组号			指导老师	
组长			学号			任务	
组员	姓名	学号	任务	姓名		学号	任务

任务清单

给社会起到的作用	
给个人起到的作用	

学习笔记

姓名：________ 班级：________ 日期：________

学习情境的相关知识点

知识点 1：老年人记忆变化的特点

1. 记忆的正常老化

人们的记忆随着年龄增长而发生变化，这是一种自然现象，属于生理性变化，可称为记忆的正常老化。虽然它会给老年人带来不便，但一般来说，对他们的工作、学习和日常生活还不会产生很大影响。老年人记忆的特点和主要变化可归纳为以下几点。

（1）初级记忆与次级记忆。老年人初级记忆较次级记忆为好。初级记忆是人们对于刚刚看过或听过的，当时还在脑子里留有印象的事物的记忆。初级记忆随年老而减退较缓慢，老年人一般保持较好，与青年人差异不显著。次级记忆是对于已经看过或听过了一段时间的事物，经过复述或其他方式加工编码，由短时储存转入长时储存，进入记忆仓库，需要加以提取。这类记忆保持时间长。次级记忆随年老而减退明显多于初级记忆，年龄差异较大。

（2）再认与回忆。老年人再认能力明显比回忆能力好。再认是当人们对于看过、听过或学过的事物再次呈现在眼前，能立即辨认出自己曾经感知过；而回忆是刺激物不在眼前而要求再现出来，其难度大于再认，因此年龄差异大于再认的年龄差异。

（3）意义记忆与机械记忆。老年人意义记忆比机械记忆减退缓慢，他们对有逻辑联系和有意义的内容，尤其是一些重要的事情或与自己的专业、先前的经验和知识有关的内容，记忆保持较好，说明信息储存的效果在于目前的信息与过去已学过的信息的联系性。意义记忆出现减退较晚，一般到六七十岁才有减退；相反，老年人对于需要死记硬背，无关联的内容很难记住，机械记忆减退较多，出现减退较早，40 多岁已开始减退，六七十岁减退已很明显。这些结果也说明不同性质的记忆出现年老化的时间不同，记忆减退是有阶段性的。

（4）日常生活记忆与实验室记忆。老年人对日常生活记忆的保持较实验室记忆好。记忆时时联系着人们的生活，对于保持日常生活能力（如：取放生活用品或上街采购东西）和社会交往（如：与朋友约会）等都十分重要。

2. 记忆的病理性变化

病理性老化一般是由躯体疾病或精神疾病引起的，属于异常的老化，它往往是某些疾病常见的和较早出现的临床症状。如脑血管疾病或抑郁症患者表现明显的记忆障碍，这些症状可以作为诊断的重要依据。

（1）记忆与生理健康有关。一般来说记忆的病理性老化远比生理性老化严重，患阿尔茨海默症的病人（老年性痴呆）尤为明显，他们不但次级记忆受损，而且初级记忆也明显受损。研究表明：将近 25% 的老年人与其年轻时的记忆相比没什么变化；5% 的老年人会在 90 岁时达到其记忆力的顶峰；70% 的老年人的记忆力会有一些变化，其中

学习笔记

姓名：________ 班级：________ 日期：________

10% 至 20% 的老年人会得一种叫老龄联想记忆损伤或轻微认知损伤的病。

但是，记忆的正常老化和病理性老化有时难以区分，尤其在疾病早期更难鉴别。因为在记忆老化过程中，个体差异很大，造成对老化的性质不易及时划清界限，只有在日常生活中仔细观察和临床上定期进行检查。一旦发现病人不仅近事记忆减退，而且远事记忆也发生障碍，并且即使给予提示，对方仍然无法回忆，这表示记忆已全面出现减退。同时，在日常生活中发现记忆减退速度加快，记忆障碍表现日益严重。例如：做饭经常忘记最后关炉火、回家不认得路或不认识熟悉的人等，严重影响人身安全和干扰日常生活，致使生活无法自理。这时应立即就医，给予治疗。

（2）记忆与心理健康有关。有些精神疾病也会引起记忆障碍。例如：抑郁症患者对新信息的学习和记忆能力有所减退，对悲伤的信息记忆敏感性增加，容易忽略重要信息，信息加工能力减退，运用有效策略较少，注意力下降，因而严重影响记忆。但这些变化往往并不肯定，而且是可逆的，当疾病治愈后，记忆力将会得到改善。

3. 老年人记忆改善的方法

老年人如果患有脑血管疾病、神经衰弱、抑郁症等会导致记忆力减退，这种情况下需要通过药物治疗，并辅以合理饮食、适度运动来改善老年人的记忆。

（1）合理用脑。随着年龄的增长，老年人的记忆力会越来越弱，尤其是部分老年人认为自己退休，该是无所事事，开启“安享晚年”的时候，然而这会加剧记忆力衰退速度。老年人要学会充分利用大脑，善于学习，不间断地用脑，保证充足的睡眠，这样可以有效改善老年人记忆力衰退，有效预防老年痴呆。

（2）科学饮食。“健康油脂”可有效预防血栓，如橄榄油、鱼油有利于维持血液正常循环；可以多吃一些富含维生素 B、维生素 C 的食物以及富含矿物质、胆碱的食物，如香蕉、葡萄、海藻、鱼、蛋黄、卷心菜等。老年人常吃这些食物可以帮助改善记忆力，有效缓解老人记忆力减退的情况。

（3）坚持适度运动。研究表明长期坚持运动有利于改善老年人的记忆力。因此，老年人应当构建健康的生活方式，根据自身实际情况选择合适的运动，如气排球、太极拳、广场舞、散步等。坚持适度运动有利于老年人增强体质，保持身心健康，有效预防老年人记忆力衰退。

（4）保持积极情绪。过度紧张、焦虑或激动等不良情绪容易对脑细胞造成强烈冲击，从而影响老年人记忆力水平。因此，要帮助老人调整心理状态，保持积极情绪，使其身心愉悦，切忌大悲大喜。

思政育人

“家有一老如有一宝”我们在评估老年人需求的同时也要评估老人自身的优势和资源。学会运用优势视角和可持续发展的理念看待老年人，同时要有尊老爱老敬老的意识。

学习笔记

姓名：________ 班级：________ 日期：________

老年人记忆具有可塑性。老年人的记忆减退与很多因素有关，记忆的正常老化是可以延缓和逆转的。改善老年人的记忆除了上述日常的一些基本方法外，还可以利用一些专业的干预方法，如缅怀往事疗法。

知识点 2：缅怀往事疗法

缅怀往事疗法不仅可以训练老年人的长期记忆和短期记忆，还能锻炼老年人的专注力、语言表达能力。老年人认知、心理、情绪等出现问题时，也可以尝试用这一疗法。

案例

建党 100 周年，重温红色记忆，听九旬老兵深情讲述革命之路

抗美援朝老兵与家人深情讲述革命之路

在中国共产党成立 100 周年之际，乌鲁木齐普瑞眼科医院的工作人员来到了位于天山区青年路的汽贸小区，在曾经参加过抗美援朝战争、现如今 90 岁高龄的丁生秀老人家，听老人讲述革命生涯，一起感受越来越美好的生活。

一生戎马生涯，一生赤胆忠心建设祖国

1932 年丁生秀老人出生于河南南阳，1948 年，16 岁初中才毕业的他积极响应国家号召应征入伍。1950 年，经过层层考核，18 岁的丁生秀雄赳赳气昂昂地跨过鸭绿江，来到了朝鲜战场。在朝鲜战场上，因为他属于“文化人”，主要负责电话发报工作。回想起朝鲜战场上的悲壮场景，丁生秀老人总是抑制不住地激动，那些炮火纷飞的日子，那些抛头颅洒热血的战友，是他此生最难以忘怀的。在硝烟弥漫的三八线上，丁生秀无数次与死亡擦身而过，但他幸运地活了下来，而他那些牺牲的战友们，却再也看不见祖国母亲。在丁生秀看来，那些牺牲的战友时刻都在激励他，让他觉得自己不是一个人在战斗，而是带着那些牺牲的战友的期待一道共同建设祖国。

抗美援朝战争结束后，21 岁的丁生秀经人介绍与现在的妻子只匆匆见了一面就结婚，然后又投入到如火如荼的新中国建设中。

建设新疆的半生情缘，感慨如今的好生活

在 20 世纪 50 年代，新疆缺乏新生力量，尤其是缺乏有知识有文化的高素质建设者，而丁生秀有文化，素质高，觉悟好。他积极响应号召，从老家南阳带领支边青年来到新疆，成为第一批建设社会主义新疆的开荒者。在 20 世纪五六十年代，他们先后在石河子、克拉玛依、独山子、阿克苏等地区参加生产劳动。面对当时恶劣的自然环境和生产条件，这些老一辈革命工作者，发扬不怕苦、不怕累、无私奉献的革命精神，硬是用自己的双手和智慧，将一片荒芜的新疆，建设成为今天充满生机的绿洲、人们安居乐业的家园。

20 世纪 80 年代，丁生秀成为乌鲁木齐市一家企业子弟校的校长，又将自己的精力

学习笔记

姓名：______ 班级：______ 日期：______

投入到教书育人、培养社会主义接班人的事业中。

回忆往昔的峥嵘岁月，老人和他的老伴最感谢的就是共产党，最坚决支持的就是党的好政策，最值得自豪的就是祖国建设得越来越好，最值得开心的就是晚年的生活非常幸福。

资料来源：建党 100 周年，重温红色记忆，听九旬老兵深情讲述革命之路.（2021-07-01）[2022-03-04]. https://www.sohu.com/a/474938305_425240.

思政育人

弘扬爱国主义精神，树立自信。

1. 什么是缅怀往事疗法

当人们步入老年后，生理和心理状态都会发生变化，尤其是老年人的记忆也随之变化。老年人记忆的特点主要包括意义记忆尚好，机械记忆减退；再认能力表现出逐渐老化的现象；短时记忆保持较好，长时记忆能力减退；远事记忆清晰，近事记忆模糊；等等。老年人远事记忆清晰、近事记忆模糊的特点表现了当通过回忆往事的形式介入老年人时，更容易使老年人获得幸福感、满足感。著名心理学家埃里克森指出：在人生的生命周期的最后阶段主要是解决自我整合和自我绝望的问题，解决这一问题的方法就是回顾往事、回顾生活，从而更好地获得人生的获得感、满足感和幸福感。缅怀往事疗法也称怀旧疗法，由诺利斯（Norris，1986）提出。它利用老年人的远期记忆，引导老年人对过去事件、情感及想法进行回顾，进而持续刺激老年人的大脑，达到延缓记忆衰退的目的。缅怀往事的目的之一是通过老年人缅怀往事，刺激老年人的大脑，不断延缓老年人记忆的衰退，改善他们的生理健康状况；缅怀往事的目的之二是老年人通过回忆过去愉快、幸福的往事，改善情绪状况，尤其是改善他们现实生活中的不良情绪和消极态度，促使他们有良好的生活态度；缅怀往事的目的之三是通过回顾老人如何应对人生的难题来改善老年人的自尊和社交技巧，比如老年人在回顾往事的过程中与其他老人交流沟通，与介入者沟通，完善倾听、鼓励、询问等沟通技巧。

案例

老人初期入住养老院不习惯怎么办？

在日渐老龄化的今天，入住养老机构已经变得常态化，但是如何让刚入住的老人快速适应养老院的生活也是许多养老工作者积极思考的问题。

缅怀往事疗法一开始是应用于护理老年痴呆患者，让患者在提示的情况下，对以往发生过的事件和案例进行唤起。通过患者对以往的经历、情感、想法的回顾，提高他们对现实生活环境的适应能力，提高他们的幸福指数。

现在将缅怀往事疗法应用于退休老年人角色适应方面。对于退休老年人而言，当年风华正茂，而今容颜难再，心理上产生“美人迟暮”的感觉。再加上生理功能的变化

学习笔记

姓名：________ 班级：________ 日期：________

和衰退，极易使老年人产生孤寂、凄凉、消沉之感。特别是即将进入养老院生活使老人更加彷徨。通过有目的、有引导的治疗性质的缅怀往事可以帮助他们改善当前的情绪状态，通过回顾老人过去如何成功应对人生难题来改善老人的自尊和应对技巧，通过回想生活事件、兴趣爱好引导其参加各种兴趣活动等。这样有助于老人学会较为正面、双向地与他人交往，改善其社交状况。

理性情绪疗法主要用于让长者意识到自己并不是给社会增加负担，并不是只有伟人才可以制作人生回忆录，意识到自己现阶段保持身体健康也是有价值的。缅怀往事疗法则是通过对人生中正性事件的回顾，让老人重新体验快乐、成就、尊严等有利于身心的情绪，帮助老人找回自尊、自信、自我价值，能够提升其自我价值感、认同感，是更高层次的升华。我们通过理性情绪疗法与缅怀往事疗法的有机结合可有效地改善入住养老院老人初期的情绪和行为与社交障碍，让他们能健康、快乐地融入养老院的集体之中。

资料来源：安养帮．老人初期入住养老院不习惯该怎么服务？．（2019-08-02）［2022-03-04］．https://www.anyang 100.com/article/1792.html.

2. 缅怀往事疗法的工作机理

缅怀往事疗法的工作机理有一整套流程，首先是工作人员通过一定的方法和技巧引导老年人回忆往事，即通过怀旧的方法使老人对记忆进行系统性重构，有利于老年人产生积极的情绪，形成良好的情绪反应。然后通过持续的往事回顾，提升老年人的记忆状态，改善老年人的自主记忆意识，不断增强老年人的自尊心和社会交往能力。这样，通过一系列的活动从整体上提高老年人的记忆能力和幸福感、获得感。怀旧不是简单的回忆往事，是对记忆进行系统性重构，比如当某人回想起以前一次战斗胜利的情景时，当时的情绪和情感也会再现，他好像再一次体验到了胜利的喜悦和欢快。比较强烈的、对人有重大意义的情绪和情感保持较久并容易再现。因此，缅怀往事维持了老年人的远期记忆，进而提升了记忆状态。有了成功的记忆体验，老年人也就有了自主记忆的意识和记忆能力的提升。另外，怀旧能够帮助老人摆脱消极心理，产生积极情绪，这样能够增强老人的自尊感和自信心，也能起到延缓老年人记忆衰退的功效。

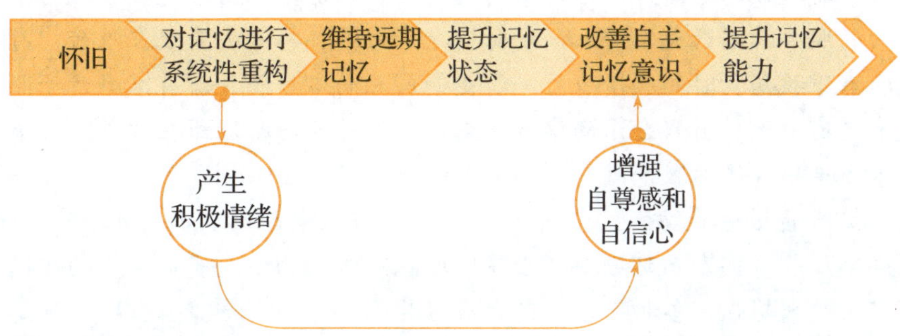

学习笔记

姓名：________ 班级：________ 日期：________

案例

“岁月如歌”长者缅怀往事活动

为了丰富荆川里社区老年人的精神文化生活，常州公益助学联合会为老服务中心与江苏理工学院离退休处、常州市钟楼区永红街道荆川里社区三方合作，共同组织开展了“岁月如歌”长者缅怀往事小组活动，每周一次，每次1个小时，持续六周。据统计，共24位社区老年人118人次参与了此次“岁月如歌”缅怀往事小组活动。长者缅怀往事小组活动是常州市民政局公益创投慈善总会资助项目“岁月如歌”老年人精神慰藉援助服务项目的核心内容之一。

“岁月如歌”长者缅怀往事小组的活动内容包括缘分天空，我最喜欢的一首歌，我珍藏的老照片，我走过的地方，人生多重奏以及感恩过去、展望未来六个主题。通过唱喜欢的歌、观看老照片，回顾愉快幸福的往事，分享人生经验，增进了社区老年人之间的相互了解。

小组活动结束，相互道别的时候，长者们都非常留恋，一直感谢公益组织与江苏理工学院提供的专业化社工服务，他们在项目组提供的“老年人精神慰藉援助服务项目满意度”问卷调查中都选择了“非常满意”。长者们说，家人或子女们都很支持他们来社区参加活动，参加这次援助服务活动，认识了很多朋友，学习了新知识，扩大了人际交往圈，树立了积极的老龄观，提升了生活质量。

第一节“缘分天空”主题活动时，自愿报名的退休教师和社区老年人分成了两个小组，每组10人左右。长者们在了解缅怀往事小组的活动形式、活动内容后，各小组开始了自我介绍，相互认识，交流兴趣爱好，制定小组契约，大家在欢声笑语中建立了信任，纷纷表示要积极参与老年人精神慰藉援助服务活动。

第二节“我最喜欢的一首歌”主题活动时，大家首先对个别新加入的小组成员表示欢迎。退休教师张老师、潘老师等提前准备好了歌词，吴老师用手机现场找歌曲背景音乐与大家一起分享，组员们各自唱出喜欢的歌。《歌唱祖国》《我是一个兵》等经典歌曲从个人独唱、哼唱变成小组合唱、两组大合唱，一首首歌曲在耳边响起，一幅幅画面在脑海中荡漾。

第三节“我珍藏的老照片”主题活动时，组员们纷纷拿出事先准备好的1～2张老照片，黑白的照片瞬间让大家进入一场时空光影之旅，将过去展现在眼前。有年少时的青春模样、有下放知青时的激情岁月，有走南闯北的工作照片、有家庭亲子照片背后的故事，更有老有所乐、自娱自乐的幸福场景。所有的经历都埋藏在心里，再次打开尘封的记忆，很多老年人依然激情满怀，滔滔不绝地述说着……

第四节“我走过的地方”主题活动时，桌上摆放着地球仪，地球仪转动时看到有陆地有海洋，但长者们表示环顾整个世界，印象最深刻的还是我们生活的祖国，地大物博，国家实力越来越强，各种人才也是大有可为。

第五节“人生多重奏”主题活动时，小组带领人事先准备了“童年”“求学”“孩子

学习笔记

姓名：________ 班级：________ 日期：________

诞生”“最有成就感的一件事”“转折点”“生命中的贵人”“退休生活”等七个写着关键词的小纸片，长者们先是两两交流，然后小组交流，两个小组的老年人敞开心扉，畅所欲言，相似经历还引发了彼此的同感与共鸣。

第六节“感恩过去 展望未来”主题活动时，长者们观看项目组精心准备的这一个半月来的老年人精神慰藉援助服务活动照片集锦，回顾前五次小组活动内容以及志愿者结对服务的点点滴滴，加深对援助服务活动的印象，重温快乐时光。

问题：此次活动是如何运用缅怀往事疗法的？

资料来源：常州道德讲堂．“岁月如歌”，这个活动，走心了！．(2020-10-18)［2022-03-04］. https://new.qq.com/rain/a/ 20201218A07BG200.

思政育人

通过缅怀往事疗法介入老人生活，体现了指导者关怀老人的职业道德，体现了社会主义核心价值观的敬业、友善。

3. 缅怀往事疗法的原则

第一以老人为中心。要以老人为中心，介入者要实时观察老人们的状态，决定游戏进程。比如展示过程中，指导师讲完规则，对爷爷奶奶讲“大家听明白了吗？”这样可能不太适合，应该说“各位爷爷奶奶，我讲清楚了吗？”这样更尊重老人。

第二要张弛有度。游戏要有规则，但不要过多强调游戏规则，引导老人分享是重点。

4. 缅怀往事疗法的适用范围

记忆训练方法再有效，也不会适用于所有人群。缅怀往事疗法可以增强老年人的记忆力，预防记忆衰退；对老年人的抑郁症也有积极作用。但该疗法对认知有严重问题的老年人，如患有失智症的老年人并不适用。

5. 缅怀往事疗法的引导技巧

指导师需要对老年人的回忆加以引导，有一些具体技巧。如果老人沉默一言不发，指导师可以提示性地询问“有什么珍贵的回忆”“当时的生活是怎样的”等，启发老人进行生命历程的分享。如果老人在游戏中滔滔不绝，发言偏离主题，指导师可以采用对焦技巧：“您有很多话题想谈，但咱们时间有限，您这次最想说的是什么？”

案例

缅怀往事疗法的运用

服务对象S，男，今年70岁，年轻时考入大学政教系，毕业后回家乡的教育系统工作。服务对象自述视力尚可，后来听力开始下降，便辞去教务一职，现在交流需借助书写工具。妻子、儿子的相继去世，对其打击很大，觉得自己身体每况愈下，恐惧有一天自己会离世，同时放心不下儿媳、孙子孤儿寡母，经常为此感到焦虑。

学习笔记

姓名：________ 班级：________ 日期：________

性格特点：性格和善，对他人友好、热情、认真。

精神状态：大部分时间情绪低落，存在失落、悲伤、无助、恐惧和焦虑等多重情感，精神状况较差。

身体状况：脚会发麻，行动不便，腰椎间盘突出；每天都吃药；身体状况较差。

经济条件：经济状况较好。服务对象现在已经退休，享受退休事业单位员工待遇，有自己的房子，每月收入由退休金和失独特助金构成；承担一部分孙子的抚养费用，但是花费不大；入住养老院后，住院费用自己承担，无其他开销。

家庭结构：服务对象与妻子感情深厚，对自己的儿子期望非常高。妻子和儿子在两年内相继离世，之后，服务对象与孙子、儿媳一起生活。目前因孙子就学原因，入住养老院。

问题：请运用缅怀往事疗法介入案例中的对象并谈谈运用这种技巧的想法。

资料来源：青翼社会工作网．老校长的“朝花夕拾”：缅怀往事疗法在个案工作中的运用．（2019-08-06）［2022-03-04］.https://www.sohu.com/a/331842234_99894416.

学习情境的技能点

技能点：缅怀往事疗法的具体应用

记忆训练——念念不忘，此方法是北京开心果老龄产业促进中心开发的游戏。

第一步，备卡。准备一套活动卡片。卡片内容要符合所服务老人们的年代特征，涵盖老年人少年期、青年期、中年期等人生阶段，且最好是一些老人们熟悉的过去的生活场景。

第二步，抽卡。让老人们围坐在桌边，指导师请一位老人抽选一张卡片，并告诉大家看到了什么，每个人每次只能说一个，而且不能重复。因为不能重复，每位老人几轮下来以后，他就需要记住前面的人说过的内容。这样就训练了他的短时记忆。

第三步，讲卡。指导师请每位老人抽取一张卡片，老人告诉大家卡片上的内容，并分享一个与卡片内容相关的自己过往的快乐故事，大家要记住是快乐的故事，引发老人们的积极情绪和情感。

第四步，换卡。当所有的老人分享完故事之后，指导师给大家出一道题，要求大家逆时针交换卡片，然后复述别人说过的话题。这个时候就把老人一下子从远期记忆拉回到当前的记忆。

经过这个游戏的反复锻炼之后，老年人可以对过往几十年的生活进行一个全面的回忆。研究证明，对过往的记忆进行一个系统的重构，那么他五年之内都很难忘记。

思政育人

这种方法能让老人带着我们一起回顾历史，感受新中国成立以来中华民族从站起来、富起来到强起来，国家发生的翻天覆地的变化。

学习笔记

姓名：______ 班级：______ 日期：______

实操 “乐龄小剧场”游戏体验

（1）请同学们分组分角色，1 名同学扮演指导师，其他同学扮演老人。

（2）小组展示。

请同学们一定认真看，特别是操作过程中出现的问题。也可以借助录播系统，将小组展示录制下来，后面观看回放一起分析。老师需要强调：展示组，大家要揣摩老年人的状态，行为举止符合他们记忆老化的特点；观摩组，观察过程中思考运用缅怀往事疗法进行记忆训练容易出现的问题，该如何避免这些问题。

介绍角色：

同学 C：我是指导师。

同学 D：我是张爷爷，以前是老干部，（指着同学 E）这是我的老伴儿。

同学 E：我是张奶奶（伸手打招呼）。

同学 F：大家好，我是赵奶奶，东北人，最大的爱好——唠嗑。

同学 G：王爷爷（指导师介绍，这是王爷爷，患有阿尔兹海默症，平时沉默寡言）。

指导师：各位爷爷奶奶，接下来咱们玩个游戏——念念不忘。大家看这一套图卡，上面都是过去生活中的一些老物件、老场景。

例如：以下场景供参考

老人们觉得很亲切，有几位老人伸手拿图卡。

指导师把图卡拿回来，继续介绍游戏：接下来我会请一位老人抽取一张卡片，并告诉大家看到了什么，每个人每次只能说一个，而且不能重复。大家听明白了吗？（老人看上去不是很愉悦）【问题 1】

赵奶奶兴致很高，起身要去抽卡，但指导师执意将卡片推到张爷爷面前：“张爷爷您来抽一张吧。”赵奶奶瞬间脸色很难看【问题 2】。

张爷爷（抽到结婚照的卡片，握在自己手里）说：“这张卡片上有一张结婚照和一个茶缸子，这个茶缸子和我当年用的一模一样。”（张爷爷把卡片递给张奶奶）

张奶奶：“茶缸子颜色是红色的，这个囍字真好看。”

张奶奶意犹未尽，突然对面的王爷爷伸手把卡片拽过去。王爷爷有严重的认知障碍，眼神也很不好，卡片几乎贴在眼睛上，手摸摸索索大半天，说不出什么，其他老人有些不耐烦了，指导师试图将卡片抽走【问题 3】。王爷爷不肯松手，指导师手足无措。

邻座的赵奶奶出来解围：“王老头你眼神不好，拿给我帮你看看。”赵奶奶拿过去滔滔不绝地讲起来：“当年我和我家老高结婚的时候就拍了这样的结婚照，我穿了当时特时兴的方领衬衣，还是我二舅家大表哥托人去天津买的……”

赵奶奶越讲越兴奋，其他老人开始烦躁不安，交头接耳。指导师几次想打断都无果，游戏再次陷入僵局【问题 4】。

指导师摊开双手，表示无奈，提出终止展示。

学习笔记

姓名：__________ 班级：__________ 日期：__________

（3）讨论与总结。

教师：采访一下指导师，有什么感受？

同学：自由发言。

教师：针对学生发言，点评总结运用缅怀往事疗法进行记忆训练的注意事项。

知识拓展

缅怀往事疗法在老年小组中的运用

1. 理论模型框架

缅怀往事疗法的理论框架，从五个阶段明确了缅怀往事疗法的操作过程和方法，让实施者更加了解缅怀往事疗法的过程、评估基本要素等，有助于活动的顺利实施。

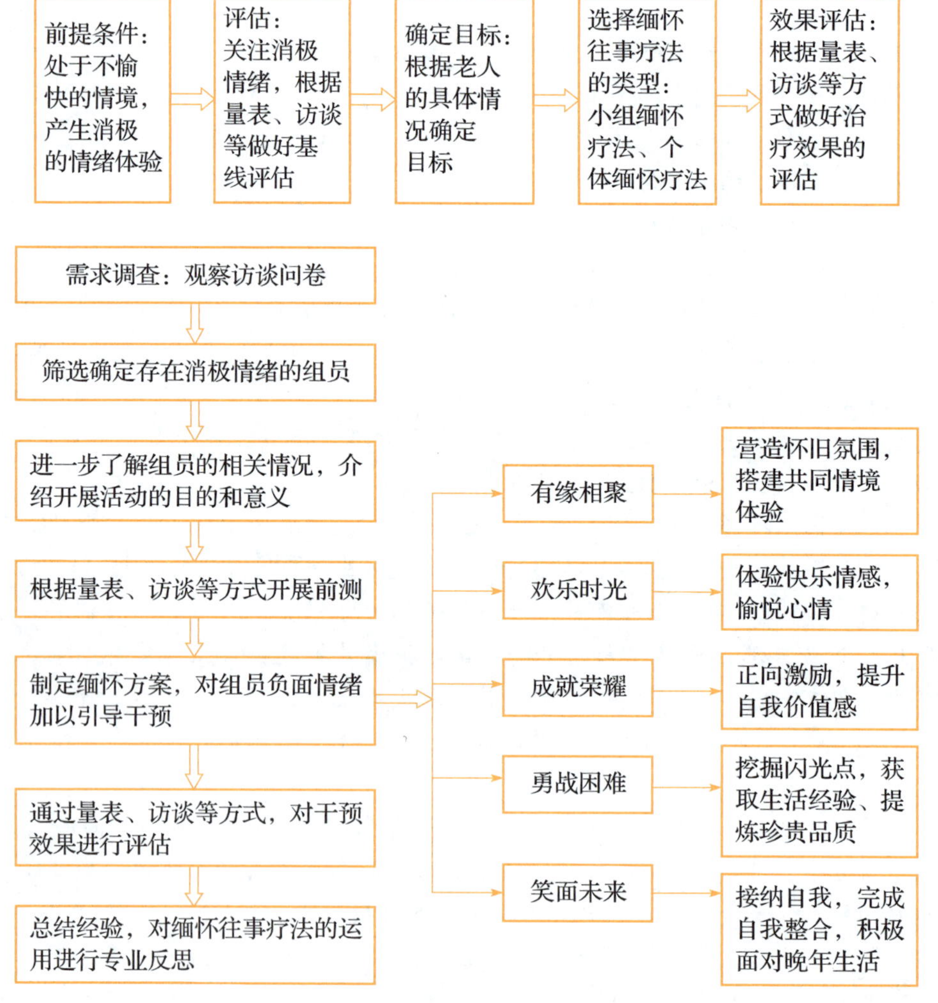

学习笔记

姓名：__________ 班级：__________ 日期：__________

2. 缅怀往事疗法在本小组中运用的机制

根据缅怀往事疗法的理论框架，本次以小组形式设置了五节活动内容，分别是“有缘相聚”“欢乐时光”“成就荣耀”“勇战困难”“笑面未来”。面对老年人的负向情绪体验，社会工作者通过营造怀旧氛围，将相同情境的老人聚集在一起，共同回忆欢乐时光，分享重要人生成就，挖掘困难时期的勇气和毅力，寻找珍贵的品质，让老年人能够获得正向的欢快人生体验，提高自我接纳和认同，以过去的生活经验更好地面对未来，树立积极乐观的晚年观。

资料来源：邂逅社工 . 共忆那年，那事，那光辉：缅怀疗法在老年小组中的运用（一等奖）.（2019-05-29）[2022-03-04] . https://ishare.ifeng.com/c/s/7n3sfYG3an3.

学习笔记

姓名: ________ 班级: ________ 日期: ________

学徒实践

用缅怀往事疗法带老人进行记忆训练活动。

利用服务学习或跟岗学徒的机会，带老人进行念念不忘记忆训练游戏。请将活动照片粘贴在粘贴作业处。

粘贴作业处

粘贴作业处

评价反馈

教师对学生完成的任务进行评价，并将评价结果填入下表中。

学习情境 2　缅怀往事疗法			
评价项目		完成质量评价	
		分值	得分
“乐龄小剧场”游戏体验	教师评估	10	
	同学互评	10	
	服务老人评估	10	
以指导师身份带老人进行记忆训练游戏	教师评估	10	
	同学互评	10	
	服务老人评估	10	

学习笔记

姓名：________ 班级：________ 日期：________

学习情境3

适老游戏疗法

学习情境描述

缅怀往事疗法对增强老年人的记忆力有积极作用，但对有认知障碍的老年人不适用，因此需要学习适用范围更广、应用更灵活的心理照护技术——游戏疗法。它不仅锻炼大脑思维而且对老年人记忆力减退和认知障碍等有明显的减缓作用。

学习目标

素质目标

1. 尊重老年人的个体差异性，坚持以为老人服务为本的理念；
2. 提升实践精神，在实践中对接理论知识。

知识目标

1. 掌握老年人记忆力下降的影响因素；
2. 掌握适老游戏的分类及功能；
3. 熟知适老游戏选择及设计的原则。

能力目标

1. 能够运用游戏疗法增强老年人的记忆，实现心理照护；
2. 能够从老年人的需求出发，设计适老游戏。

任务书：适老游戏体验与操作

任务分析：百岁老人玩“数独”被年轻人称为“偶像”

百岁老人徐锺英，一头白发梳得整整齐齐，口齿清晰，每天除了读书、看报和散步之外，最大的爱好是玩“数独”。她经常一边摆放数字，一边和身旁的伙伴讲解。虽然老人讲得津津有味，和她挨着的另一位老人却笑着说：“听不懂，太难了”。徐锺英的思维很清晰，她说自己退休前常年在一家大型国有企业担任会计，对数字非常敏感。受职业习惯的影响，退休后她迷上了拼图、华容道等益智类游戏。

“有时候其他老人家里孙子、孙女过来探望，看到百岁老人玩‘数独’，都说‘太厉害了，简直是偶像。’”老人清晨 6 时 30 分起床，吃饭、散步之后，有时看书、读报，有时和伙伴晒太阳或者聊天，但是玩“数独”游戏是每天必不可少的项目。“我现在眼不花，耳不聋，身体也没什么大毛病，这个游戏好，推荐老年人都试试。”对于自己的这一爱好，徐锺英老人很骄傲。

请同学们阅读案例并回答任务清单中的问题。

任务分组

<table>
<tr><td>班级</td><td colspan="2"></td><td>组号</td><td colspan="2"></td><td>指导老师</td><td></td></tr>
<tr><td>组长</td><td></td><td></td><td>学号</td><td></td><td></td><td>任务</td><td></td></tr>
<tr><td rowspan="4">组员</td><td>姓名</td><td>学号</td><td colspan="2">任务</td><td>姓名</td><td>学号</td><td>任务</td></tr>
<tr><td></td><td></td><td colspan="2"></td><td></td><td></td><td></td></tr>
<tr><td></td><td></td><td colspan="2"></td><td></td><td></td><td></td></tr>
<tr><td></td><td></td><td colspan="2"></td><td></td><td></td><td></td></tr>
</table>

任务清单

徐锺英老人每天都做什么?	徐锺英老人身体状况如何?	描述老人精神状态如何?	徐锺英老人为什么选择玩数独?	受职业习惯的影响，她还喜欢玩什么游戏?	徐锺英老人的喜好给我们什么启发?	徐锺英老人面对老年生活最值得老年人学习的是什么?

学习笔记

姓名：__________ 班级：__________ 日期：__________

学习情境的相关知识点

知识点 1：老年人记忆力下降的影响因素

1. 生理因素

老年人的记忆力是随着年龄的增加而减退的，且年龄越高，记忆减退的过程越明显。此外，心脑血管疾病、糖尿病、神经衰弱等疾病也是影响老年人记忆力下降的重要影响因素，尤其是心脑血管疾病通过影响脑组织的供血而引起记忆的衰退。

2. 心理因素

随着年龄的增加，人们的身体机能开始下降，尤其是 60 岁以上的老年人，伴随社会角色的转变，社会交往空间的缩小，容易产生否定自身能力的消极心理，这种心理状态会导致大脑的智能联系功能降低。相反，保持自信、乐观、开朗、沉着、镇静的心理状态可以延缓记忆力衰退。

3. 活动水平

活动理论认为活动水平高的老年人比活动水平低的老年人生活满意度指数要高。老年人的活动水平不仅影响老年人的生活满意度，还对老年人记忆力产生重大影响。平时勤于用脑，积极参与文体娱乐活动、社区治理、志愿服务，兴趣爱好广泛的老年人记忆力更好。反之，生活方式单一、无所事事的老年人会加速记忆力的衰退。

知识点 2：游戏疗法

1. 游戏疗法的概念

游戏疗法最早起源于 1909 年的一例儿童心理分析方案，在一个多世纪的临床发展中，游戏的治疗功能已经被实践证明，游戏疗法也被越来越多地应用于老年群体。游戏疗法又称为游戏治疗或游戏辅助疗法，顾名思义是指以游戏作为治疗媒介或载体的一种干预方法。它是以人类大脑的可塑性理论及功能重组理论为研究基础，以娱乐疗法为主旨的游戏活动，如折纸、搭积木、数字排序等。老人生活中常常伴有各种情绪，比如生病的恐惧、被同伴孤立的忧伤、被冒犯时的愤怒、愿望得不到满足时的失落，为了控制排解这些痛苦的经验，需要借助游戏，将痛苦的体验转移给同伴或者一个假想的替身身上，变为主动的执行者，使痛苦的体验转化为娱乐。面对各种创伤性事件，老年人的心理越来越脆弱，游戏能够控制现实生活中的创伤性事件，实现现实中不能实现的东西。

游戏能够丰富老年人的娱乐生活，促进老年人朋辈群体的沟通交流，实现老有所乐的目的。同时，老人通过游戏可以开发大脑，延缓记忆力下降的速度，降低患老年痴呆症的概率。研究表明，游戏疗法被认为不仅能帮助老年人解决当下的心理及社会问题，对老年人慢性疾病的长期康复及后遗症期的康复亦有积极作用；游戏疗法本身的趣味性也增加了治疗的吸引力，能调动老年人的主动性；游戏干预能够改善老年人

为什么要为老年人设计游戏

学习笔记

姓名：________ 班级：________ 日期：________

认知能力、日常生活自理能力，提升幸福感。近年来国内越来越多的研究倾向于非药物干预手段。游戏是精神运动学中的一种疗法，精神运动学将人理解为身体运动和心理运动的统一。游戏干预方法具有趣味性、集体性、健脑性，不受年龄、文化程度的限制和影响，能避免枯燥重复的锻炼，提高依从性，最大限度地开发老年人大脑的潜能，增强自我效能感和价值感。用游戏疗法对轻度认知功能障碍的患者进行早期干预，可以改善患者的认知功能，减轻患者家庭及社会的负担，提高患者的生活质量。

2. 适老游戏的分类

（1）表演性游戏。表演性游戏是根据个人故事或文学作品中的情节和内容，扮演其中的角色，并运用语言、动作和表情等表演形式再现其内容的一种游戏，如情景剧。

（2）建构性游戏。建构性游戏又称结构游戏，是指利用各种建筑和结构材料进行各种建筑和构造活动，以及反映现实生活的游戏，如积木游戏、积塑游戏、玩沙雪石等自然材料游戏等。

（3）功能性游戏。功能性游戏是指以解决老年人生理、心理和社会问题为主要目的，既具有游戏的娱乐性，又能使老年人在游戏中激发潜能、学习知识、锻炼能力等的一种游戏。功能性游戏可分为康复性游戏、益智类游戏、记忆类游戏、协调类游戏、精细类游戏、综合类游戏。

1）康复性游戏。

康复性游戏是指通过适老游戏使部分老年人因生病、受伤或其他原因导致衰退或丧失的功能而逐渐恢复。如通过数字接龙游戏训练，使痴呆等老人提高思维反应能力，改善思维迟钝、语言功能障碍及计算能力，增加近期记忆，延缓病情的进展。

2）益智类游戏。

益智类游戏即培养老年人智力的游戏，使其在游戏中锻炼脑、眼、手，从中获得逻辑力和敏捷力，如数字排序、拼图、小猫钓鱼、推箱子等。

3）记忆类游戏。

记忆类游戏主要指通过记忆、理解、联想、归纳的方式协助老年人锻炼记忆力的一种方法，如图形记忆游戏、重温老照片故事等。

4）协调类游戏。

协调类游戏即要求老年人左右手或手脚同时完成一个动作，其主要目的是锻炼老人的肢体协调能力，有效预防老人记忆力衰退，如拍球、原地踩踏、投掷等。

5）精细类游戏。

精细类游戏主要指练习手眼协调动作，如捡小球、拨算盘、手工串珠、手工衍纸、钱币储蓄等。

6）综合类游戏。

综合类游戏融合益智、记忆、协调等游戏元素，如套圈、折纸、搭积木、雪花片、下棋等。

学习笔记

姓名：________ 班级：________ 日期：________

3. 适老游戏疗法的功能

（1）增进认知能力。游戏有利于提高大脑功能的活跃度。因此，老年人进行定期游戏锻炼，可以增强认知能力，从而有效预防老年痴呆，延缓记忆力衰退。

（2）改善情绪健康。随着年龄的增长，老年人社会角色发生转变，难免会产生孤独、寂寞等消极情绪。游戏不但可以丰富老人日常生活，还有利于改善老年人消极情绪，促进老年人健康生活。

（3）构建老年同辈群体社会支持。老年人在退休之后，生活空间减小，社会交往淡化，可以通过游戏结识更多志趣相投的新朋友，扩展人际交往，从而构建老年同辈群体社会支持网络。

（4）提升自信心和成就感。每个人都有自我实现的需求，老年人也不例外。游戏便是老年人一种很好的实现自我价值的途径。老年人在图形记忆、数字排序、手工等游戏中容易找到自我价值，从而提升其自信心和成就感。

学习情境的技能点

技能点：适老游戏体验

老年人适合玩能够激发大脑、唤起记忆、延缓衰老的游戏。游戏中有情境融入，能够照顾老年人的心理，给予他们成就感。适合老年人玩的游戏较少是受时代发展的影响，老年人的价值不被重视，家庭、社会的关注点是孩子而非老人；老年产业对老年人需求定位不精准，游戏设计不科学。不过随着社会对养老问题的关注，可供老人选择的游戏越来越多。

1. 乐游祖国

游戏介绍：以祖国地图为载体，通过团体制作拼图、完成拼图的方式进行记忆训练。游戏过程中，组织者可适当引导老人回忆自己的家乡或曾经旅居过的地方，并分享往事，让老人先动手后动嘴。鼓励轻度失智老人参与，有利于锻炼其记忆力和专注力，缓解问题行为。

实操 **1 对多**

第一环节：做地图（锻炼老人手眼协调及认知能力）。

第一步：组织者带领老年人把材料（地图图纸、磁铁片、绿色面布、彩色织布、塑封地名卡、魔术贴、笔、剪刀、双面胶等）制作成地图主板；

第二步：将材料剪裁成不同的省级区域地图，并制作地名卡片。

第二环节：游地图（训练老年人记忆力，调适老年人情绪）。

第一步：组织者从当下出发（人、事、时、地、物），询问老人目前所在地理位置，加强其对所在位置的认知，引出活动主题；

学习笔记

姓名：________ 班级：________ 日期：________

第二步：引导老人将区域地图拼贴至地图主板，一同讨论各省份、直辖市、自治区名称并将地名卡贴在相应位置；

第三步：询问老人是哪里人或在哪里出生引导其找寻家乡位置，回忆家乡的人和故事，比如讲述年轻时候的工作经历、分享家乡的特产等。

注意：游戏不以获胜为目的，重在引导老人参与游戏和分享感受的过程。从做手工、到拼贴地图再到分享故事，让每个人都有参与感，每个人都有获得感。

思政育人

个人与国家同呼吸共命运，个人的社会角色也是基于“家”与“国”。让老年人通过记忆训练同“家乡”“国家”联系起来，提升其对记忆训练的认同感和参与积极性；将老年人的记忆训练与现实生活联系起来，注重其“能”而非“不能”，提高其参与性和成就感。

2. 帮老人做回忆录

通过陪同老人一起回忆过去，锁定老人童年期、青少年期、青年期、中年期、老年期不同历史时期的重要、关键事件，可以通过照片、图片、绘画、剪纸或几句话表示重要事件，按照时间节点制作回忆录。帮助老人打开尘封的记忆，回忆过去，梳理过去，调节情绪，憧憬未来。这个游戏是让老人先动嘴后动手，让老人把尘封的记忆定格在纸上，便于老人重温事件，反复记忆他的老照片和信件、他故事里的人和事、那些故事的时代背景、那些留在他身上的时代印记，也可用手机拍摄了一些他的采访片段。

实操 1 对 1

第一环节：打开记忆之门。

第一步：指导师引导老人回忆不同时期的一些事件，并帮助其做好记录；

第二步：指导师和老人一起梳理并让老人确认不同时期的重要事件。

第二环节：制作回忆录（准备好纸张、笔、尺、胶棒、剪刀等）。

第一步：指导师帮助老人找到能够代替不同时期重要事件的图片，可以是老照片，也可以是能够反映当时事件的图片（绘制、剪纸均可），或者是写上几句话；

第二步：根据现有条件和回忆录构思选择纸张，并做好框架设计，如拿一张硬封面纸绘制时间轴；

第三步：根据之前构思，将准备好的图片等粘贴在对应时间轴位置上。

第三环节：自述回忆录。

请老人给指导师讲一讲制作回忆录的构思和回忆录的内容。

第四环节：交流回忆录。

让老人拿着做好的回忆录给其他老人讲述，并与其他老人交换回忆录，互相欣赏学

学习笔记

姓名：________ 班级：________ 日期：________

习，看别人的故事想自己的人生。

说明：这个过程对指导师和老人，都是一段美妙的旅程。老人记忆中的人和事被再次唤醒，有的老人甚至激动得潸然泪下。而作为晚辈的指导师，也能了解到与老人息息相关的一段人生经历。人人都有故事，为未来保存过去，传承那些喜怒哀乐背后的经验教训，最终也许老人和指导师都能与自己和解。

思政育人

通过制作回忆录，从老人的故事中我们一起感受祖国从站起来、富起来到强起来的历史性飞跃，我们每个家庭都是中国人民创造幸福生活、一步步实现“中国梦”的生动实践。

知识拓展

适老游戏选择及设计的原则

随着年龄的增长，人的大脑皮层会出现大量萎缩，脑细胞数量也在不断减少，记忆力明显下降。记忆力的特点表现为短时记忆、近事记忆、机械记忆衰退，但由于老年人生活、知识经验丰富，一般而言，理解性记忆、逻辑性记忆衰退较为缓慢。针对这个问题，可采用新型的、有趣味性的适老化游戏去改善老年人的记忆衰退问题。

通过对老年人游戏设计相关理论的研究和常见老年人游戏的分析，充分考虑到老人身心特征，并将记忆因素融入游戏中，分别从道具、游戏过程、游戏规则、游戏题材内容等角度探讨针对老年人的适老游戏选择原则，可从以下几个方面展现：

（1）道具的简单性：游戏道具符合老年人的感知特性，尽量避免画面复杂的网络游戏，可选取画面简洁、色彩不过分绚丽、对眼睛伤害小的画面，并加入语音因素，促进老人轻松学习和掌握。

（2）过程的可互动性：尽可能参与团体性游戏，社会互动性游戏对功能改善更好，老人也可以在参与过程中增强社会融入感，对于活跃大脑有利。

（3）时间的限制性：每次游戏时间根据体力适当限制，考虑老人精力有限以及预防老人游戏成瘾。

（4）规则的易学性：游戏规则明确且不需要费力记住，游戏流程简洁，易于老人学习和理解；考虑到老人接触游戏，特别是电子游戏时间较晚，适应性不强的特性，游戏要避免过分复杂的流程。

（5）题材的适合性：在游戏题材和内容的选择上，尽量选择益智类游戏，具有一定的逻辑能力，能够锻炼老年人的脑力、手、眼等综合运用的能力，使人获得身心健康的同时，增强自身逻辑分析能力与思维判断能力。另外，多采用老人比较熟悉的元素，可引起老人参与游戏的兴趣，激发回忆的热情。

老年人在玩游戏的过程中常碰到多种多样的情况，如找不到目标、不知道怎么操

学习笔记

姓名：________ 班级：________ 日期：________

作、规则看不懂等问题，因此需要明确适老游戏的选择，才能激发老年人的积极性，从而在娱乐中缓解由年龄增长带来的记忆衰退。大多数游戏的目的是娱乐消遣，但基于适老主题，应尽量加入必要的益智元素；特别是线上游戏，在没有人讲解的情况下，网页界面要素多而复杂，不利于老人参与兴趣的建立，所以应多加入引导性信息。

老人益智游戏怡情健脑

学习笔记

姓名：________ 班级：________ 日期：________

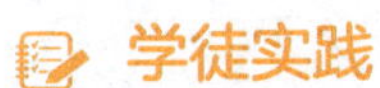

学徒实践

1. 运用适老游戏“乐游祖国”或“帮老人做回忆录”

利用服务学习或跟岗学徒的机会，带老人进行记忆游戏活动。请将活动照片粘贴在粘贴作业处。

粘贴作业处

粘贴作业处

2. 指导老年人玩“一壶记忆”游戏

请同学们利用服务学习或跟岗学徒的机会，或远程指导服务老人完成“一壶记忆”游戏训练。

指导老人登录健康关爱平台（http://hc.brainsources.cn/），熟悉游戏流程，了解游戏规则，掌握与老人沟通的技巧。从等级一到等级五以及挑战模式，指导老人完成游戏，观察老人游戏的成绩，判断其记忆能力。

当前适老游戏良莠不齐，要么太难，伤害了老年人的积极性；要么太简单，无法起到锻炼记忆力的作用，应注意把控好难度。

将过程与结果以图片形式粘贴在粘贴作业处。

粘贴作业处

粘贴作业处

评价反馈

教师对学生完成的任务进行评价，并将评价结果填入下表中。

学习笔记

姓名：__________ 班级：__________ 日期：__________

学习情境 3　适老游戏疗法			
评价项目		完成质量评价	
		分值	得分
乐游祖国	教师评估	10	
	同学互评	10	
	服务老人评估	10	
帮老人做回忆录	教师评估	10	
	同学互评	10	
	服务老人评估	10	
一壶记忆	教师评估	10	
	同学互评	10	
	服务老人评估	10	

学习笔记

姓名：________ 班级：________ 日期：________

模块四 老年人智力稳固

学习情境1

认知功能障碍的筛查与评估

学习情境描述

每三秒增加一人，这是全球认知症患者的增加速度，那么我们身边的老人情况如何？21世纪以来，全球人口老龄化程度不断加深，认知功能障碍患者群体也日趋庞大。2019年8月，宣武医院贾建平教授团队在国际顶级医学杂志《柳叶刀·神经病学习》（*The Lancet Neurology*）发表论述中国痴呆现状的文章。文中数据显示，据推算，中国有总计5 000多万痴呆与认知功能障碍人群。其中，老年性痴呆患者已超过1 000万人，他们容易走失、不知道如何洗漱、认不得家人，甚至是性格暴戾、大小便失禁、卧床不起，完全失去了生而为人的尊严，他们的家庭也在照护负担和经济压力的双重打击之下深陷绝望之中。

《2018中国痴呆与认知障碍诊治指南》指出，想要预防、治疗这类起病隐匿的认知功能障碍，早期发现预警指标非常重要，“如果能在‘患者已知而医生未知阶段’得到诊断与治疗，将会极大地缓解患者的痛苦，甚至可能得到治愈”。

学习目标

素质目标

1. 提升为老年人服务的意识和责任感；
2. 提升劳动意识，对接职业标准，在活动模拟中体验职业；
3. 注重人文关怀，尤其关爱认知功能障碍老年人。

知识目标

1. 熟知智力的定义与记忆的区别；
2. 掌握智力的内容、常用认知功能评估工具使用方法。

能力目标

1. 能够细心察觉老年人智力变化，识别风险因素；
2. 能够准确使用测评方法对老年人开展认知功能评估。

任务书：筛查评估认知功能障碍老人

任务分析："光纤之父"高锟

高锟，被称为"光纤之父"，华人科学家，诺贝尔物理学奖获得者。患病初期精神很好，会去打网球、旅游，也很有个人主见。妻子黄美芸忆述，高锟早在 50 多岁时，有过忘记钥匙所放位置，花数小时寻找的经历，当时以为高锟只是健忘，更笑称这是他的个人风格。直至 2002 年，高锟病情开始恶化，已有明显老年痴呆症症状，他已经变得没有个人主见，问他想吃鸡还是鱼，他会回答："不知道"。再追问他，他会说："好呀！"注意力难以集中，"最多只有 5 至 10 分钟。"有时外出开会忘记地点，要途中打电话请妻子查询，有时乘坐错误方向的电车，"本想往中环，却到了北角，要向我致电求救"。那时未及时发现，耽误了病情。直至 2003、2004 年，有次与一名护士打麻将，护士发现高锟动作较慢，诈和都没有发现，护士建议带高锟做脑扫描才发现他患上阿尔茨海默症。2009 年，高锟因为光纤研究获得诺贝尔物理学奖，获得诺奖那年他已患老年痴呆症 6 年。但在这 6 年里，他没忘记过继续搞研究。获得诺奖后，很多他生活和工作的地方，都想刻上高锟的名字，他坚持要刻汉字，并且对他们说："我是华夏子孙。"

思政育人

高锟的名字或许不是特别为人知，但作为一个还记得自己祖国的华人，这种爱国情怀值得被我们记住。

请同学们阅读任务分析，回答任务清单中的问题。

任务分组

班级			组号		指导老师	
组长			学号		任务	
组员	姓名	学号	任务	姓名	学号	任务

任务清单

时间段	老年痴呆症状	高锟的爱国情怀体现在哪里
早期		
中期		
晚期		

学习笔记

姓名：＿＿＿＿ 班级：＿＿＿＿ 日期：＿＿＿＿

学习情境的相关知识点

知识点 1：智力相关知识

1. 什么是智力

说到一个人的智力水平如何，许多人可能认为智力就是聪明的程度，或者说是记忆力、理解力以及解决问题的能力等。所谓智力，也就是指人的聪明程度，人认识客观事物并运用知识解决问题的能力，也可以理解为人的各种能力的总和。智力也叫智能，是指生物一般性的精神能力，包括人认识、理解客观事物并运用知识、经验等解决问题的能力。智力是一种综合的认识方面的心理特性，它主要包括：感知记忆能力，特别是观察力；抽象概括能力（即逻辑思维能力），是智力的核心成分；创造力，则是智力的高级表现。智力的高低通常用智力商数来表示，用以标示智力发展水平。特别需要指出的是智力不指代记忆力，两者意义有一定的差别。

2. 智力与记忆力的关系

智力和记忆力的关系问题，不仅是研究者关注的理论问题，也是实践中培养记忆力需要解决的实际问题。记忆力是指生命体对信息进行记录、加工、存储、保持、还原、回忆的能力。智商是表示智力大小的参数，智力包括逻辑思维、语言表达、空间想象等能力。好的智力可以提高生命体对于信息的认识能力，促进记忆。好的记忆力有利于生命体从外界得到经验的积累，从而促进智力的发展。通常智力好的人记忆力也不会很差，记忆力好的人智力也不会很差，但不是绝对正比例关系。老年人记忆力强，会为他的智力活动提供更多更好的“储备”，让智慧的仓库充实，良好的记忆能力是老年人发展智力的重要条件。

3. 智力分类

智力分为液体智力和晶体智力。液体智力指比较直接依赖于生理结构，而不依赖于文化、知识的对新事物的学习能力，如近事的记忆力、思维敏捷度、知觉操作技巧的智力机能等；晶体智力主要指积累知识和经验的后天习得的能力，如对常识、词汇的理解能力、抽象概括能力、解决问题的能力等。人的液体智力机能一般在成年早期达到最高峰，以后随年老而减退；而晶体智力直到五六十岁也不减退，有时还有所改善，只有在七八十岁后才略有减退。因此，那种不作具体分析，笼统地断言：“年老智必衰”，某些人甚至年未老便从心理上感到“智先衰”，不仅缺乏科学根据，而且也影响“老有所学”和“老有所为”。

4. 多元智能理论

美国心理学家霍华德·加德纳（Howard Gardner）在 1983 年出版的《智力的结构》一书中，首次提出他的多元智能理论的基本结构。加德纳从研究脑部受创伤的病人发觉到他们在学习能力上的差异，从而提出该理论。传统上，学校一直只强调学生在数学和语文（主要是读和写）两方面的发展，但这并不是人类智能的全部。不同的人会有不同

学习笔记

姓名：______ 班级：______ 日期：______

的智能组合，例如：建筑师及雕塑家的空间感（空间智能）比较强、运动员和芭蕾舞演员的体力（身体－动觉智能）较强、公关的人际交往智能较强、作家的自我认识智能较强等。他认为支撑多元理论的是个体身上相对独立存在着的、与特定的认知领域或知识范畴相联系的八种智能，不是一种能力而是一组能力，其基本结构也是多元的——各种能力不是以整合的形式存在而是以相对独立的形式存在，这些为多元智能理论奠定了理论基础。

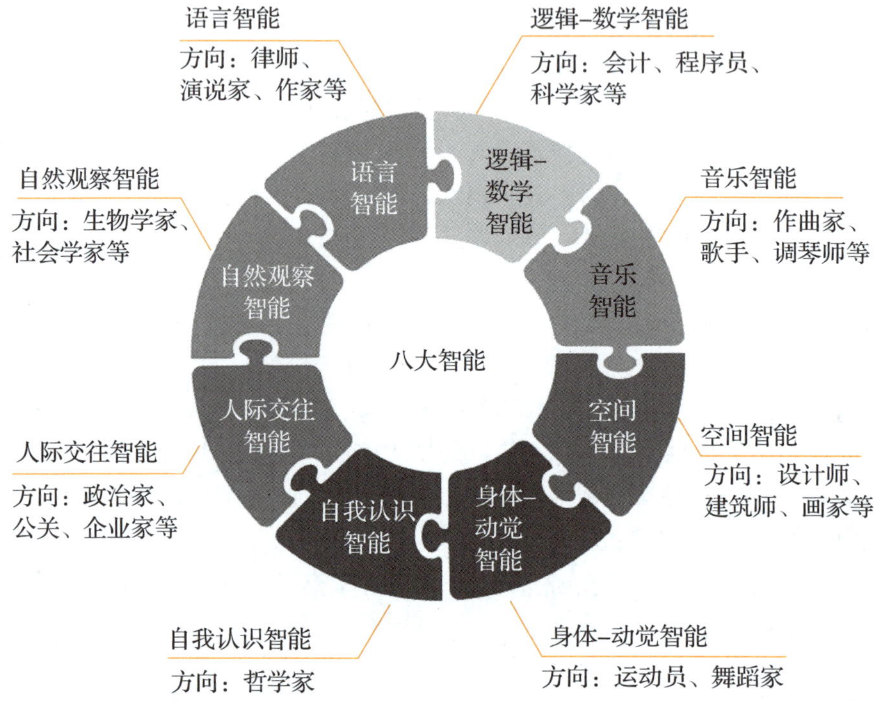

（1）语言智能。语言智能是对语言的听、说、读、写的能力，表现为个人能够顺利而高效地利用语言描述事件、表达思想并与人交流的能力。这种智能在记者、编辑、作家、演说家和政治领袖等人身上有比较突出的表现。

（2）音乐智能。音乐智能是指感受、辨别、记忆、改变和表达音乐的能力，具体表现为个人对音乐美感反映出的包含节奏、音准、音色和旋律在内的感知度，以及通过作曲、演奏和歌唱等表达音乐的能力。这种智能在作曲家、指挥家、歌唱家、演奏家、乐器制造者和乐器调音师身上有比较突出的表现。

（3）逻辑－数学智能。逻辑－数学智能是指运算和推理的能力，表现为对事物间各种关系如类比、对比、因果和逻辑等关系的敏感，以及通过数理运算和逻辑推理等进行思维的能力，在侦探、律师、工程师、科学家和数学家身上有比较突出的表现。

（4）空间智能。空间智能是指感受、辨别、记忆、改变物体的空间关系并借此表达思想和情感的能力，表现为对线条、形状、结构、色彩和空间关系的敏感，以及通过

学习笔记

姓名：________ 班级：________ 日期：________

平面图形和立体造型将它们表现出来的能力。这种智能在画家、雕刻家、建筑师、航海家、博物学家和军事战略家的身上有比较突出的表现。

（5）身体－动觉智能。身体－动觉智能是所有体育运动员必须具备的一项智能，指运用四肢和躯干的能力，表现为能够较好地控制自己的身体，对事件能够做出恰当的身体反应，以及善于利用身体语言表达自己的思想和情感的能力。这种智能在运动员、舞蹈家、外科医生、赛车手和发明家身上有比较突出的表现。

（6）自我认识智能。自我认识智能是指认识洞察和反省自身的能力，表现为能够正确地意识和评价自身的情感、动机、欲望、个性、意志，并在正确的自我意识和自我评价的基础上形成自尊、自律和自制的能力。这种智能在哲学家、思想家等身上有比较突出的表现。

（7）人际交往智能。人际交往智能是指与人相处和交往的能力，表现为觉察、体验他人情绪、情感和意图并据此做出适宜反应的能力。这种智能在教师、律师、推销员、公关人员、谈话节目主持人、管理者和政治家等身上有比较突出的表现。

（8）自然观察智能。自然观察智能是指认识世界、适应世界的能力，是一种在自然世界里辨别差异的能力，如植物区系和动物区系、地质特征和气候。这种智能在生物学家、社会学家等身上有比较突出的表现。

5. 老年人智力变化的特点

（1）液体智力下降，晶体智力反而提高。液体智力是指人对图形、物体、空间关系等形象思维能力有关的智力。实验证明，随着老年人的中枢神经系统衰退，与之关系密切的液体智力也在下降。晶体智力指人对语言、文字、观念、逻辑推理等抽象思维能力有关的智力。随着年龄的增加，老年人阅历、经验和知识日益丰富，综合分析、推理判断能力更娴熟，可使老年人保持较高的晶体智力水平。

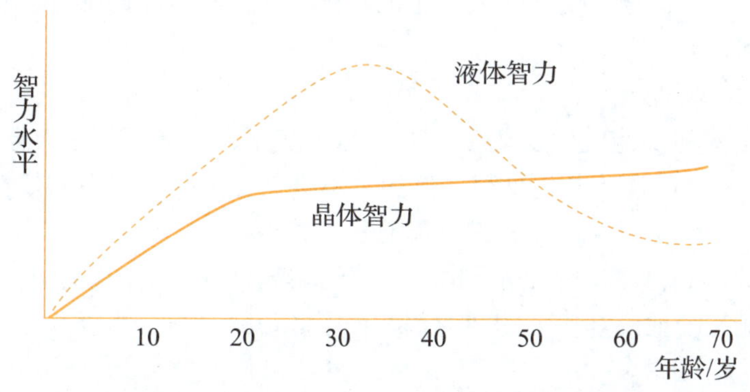

（2）缺乏自信心影响老年人智力水平的提高和发挥。老年人对自己的智力水平往往估计过低，有意无意地作消极的“自我暗示”。由于缺乏自信，致使老年人在行为和心理上大都采取放弃或退却，难以激发自己潜在的智力。

注：此部分内容为“1+X”老年照护职业技能（中级）考点。

学习笔记

姓名：__________ 班级：__________ 日期：__________

6. 老年人智力发展和衰退的因素

人的智力发展和衰退的个体差异很大。这是由于影响人的智力发展和衰退的因素是多侧面、多层次的。主要体现在个体因素、社会和环境因素。

（1）个体因素。个体因素包括遗传因素与年龄因素等。人的智力是由先天不变的遗传所决定的。美国心理学家斯坦莱·霍尔说："一两的遗传能胜过一吨的教育。"根据标准的智力测验发现，就一般人而言（不包括科学家，发明家等智力优异者），人的智力在20岁以前是上升时期，以后便逐渐衰退。有人曾对7岁～92岁的832人进行智力测验，结果表明，18岁时智力达到最高点，50岁时智力下降到15岁时的程度，80岁以后智力便急速下降。

身体条件也包括在个体因素中。老年人在学习和工作中所表现出的智力衰退，有些是由非智力因素造成，如身体器官的老化、疾病，身体虚弱等，特别是由于老年痴呆病及脑动脉血管硬化所造成的。与健康老人相比，身体有障碍的老年人智力衰退的比例是相当大的。

（2）社会和环境因素。学历、工作经验、配偶、在社会和家庭中的地位、人际关系都是影响智力的社会因素。探求不同的学历究竟会给老年期智力带来何种影响是非常困难的。因为学历会造成职业、社会地位和社会作用的不同。从整体来说，学历越高，也就是说，直接受教育的时间越长，由于年龄增长所造成的智力衰退的速度就越缓慢，而且，学历所带来的影响，在老年女性身上反映的要比老年男性强烈。

一般认为，能继续工作的、身心都很健康的老年人，也能维持较高的智力水平。另外，老年人过去从事何种工作，也会影响到老年人的智力。总的来看，未担任过管理职务的普通工人及过去从事体力劳动的老年人，智力衰退的幅度就比较大。

由于老年人身心机能的下降，活动范围往往变得狭小，与社会接触也逐渐减少，缺乏必要的交往及信息沟通，使老年人产生孤独感、孤立感、障碍感等，这也会成为维持智力水平的不利因素。

7. 老年智力的特点

随着生理结构和功能发生变化，智力也随之变化，但绝不是"人老了，脑子糊涂，老而无用了"。智力正常的老化是很自然的，不必为此紧张，焦虑和烦恼，这是一种生理现象，不影响工作学习和生活。它有下面三个特点：

（1）智力的不同方面变化是不同步的。有的减退早些，有的晚些，有的减退快些，有的慢些，不能笼统地说老年人的智力都减退了。应该具体分析老年生理的特点和变化规律。

（2）老年智力的个体差异很大。智力受很多因素影响，生理上的老化与心理老化不同步，因此，人与人的智力老化也不一样。有的老年人头脑清晰，思维敏捷，智力不减当年，到晚年仍能做出成就。

（3）老年智力有可塑性和潜能。国内外研究已证实这一点，如果采取适当措施，可延缓老年智力减退，甚至还可以使其得到改善。

学习笔记

姓名：________ 班级：________ 日期：________

案例

最新研究表明：老年人更睿智，能做出理智决策

老年人更加睿智，他们的经验和学识能够抵消衰退的新知识学习能力。

据英国《每日邮报》报道，目前，科学家最新一项研究显示，智慧伴随着年龄而增长，虽然老年人大脑反应迟钝，但是他们富有经验和学识，能够弥补老年化大脑迟钝，帮助他们做出更好的财务决定。

这是科学家首次对不同年龄群体进行的两种智力类型测试——液体智力和晶体智力。一系列测试显示，60～82岁的163位测试者的测试表现优异于18～29岁的173位测试者。

测试内容包括：时间贴现（多少人能够折现未来损益）、损失规避（对于相同量级损失比重收益的评估）、金融素养（金融知识的理解和决策判断）以及债务分析（理解债务合同和贷款利率）。年龄较大的测试者表现出很大的耐心，在更好地规划财务和债务分析方面表现优异。

美国加州大学李野（音译）博士说："这项发现证实了我们的假设，经验和学识，以及决策能力，抵消了衰退的学习新知识的能力。"全球人口平均年龄逐渐增长，老年人群将面对日益增多的重要决定，如退休金和医疗保健等方面的问题。李野指出，老年人群需要得到帮助，来削弱他们液体智力的减弱，如当他们做出重大财务决定时，需要精明的计算和指导。

资料来源：腾讯科学．最新研究表明：老年人更睿智，能做出理智决策．(2013-09-27)[2022-03-04]. https://news.bioon.com/article/6632648.html.

知识点2：失智症与老年痴呆

1. 失智症

失智症（dementia），是一种因脑部伤害或疾病所导致的渐进性认知功能退化性表现，且此退化的幅度远高于正常老化的进展。特别会影响到记忆、注意力、语言、解题能力，严重时会无法分辨人事时地物。失智症又称痴呆症、脑退化症。失智症患者中以老年失智症最常见，发病人群以65岁以上的老年人为主。根据世界卫生组织的预测，到2050年，失智症患者人数可能达到一亿人以上。失智症可分为可逆或不可逆，视疾病成因而异。只有不到10%的失智症是可逆的。

2. 老年痴呆

（1）老年痴呆的临床表现。老年痴呆即老年期痴呆，多在老年期年龄段发生，包括阿尔茨海默症、路易体痴呆、呆血管性痴呆、额颞叶痴呆等。其中，老年认知症俗称老年性痴呆，是老年期痴呆最常见的一种，是脑的老化直接发展成为脑萎缩性心理障碍的一种疾病，是由神经细胞本身的原发性变性或萎缩等引起的。该病随着年龄的增加而增加。老年性痴呆约占全部老年期痴呆的30%以上。由于我国人口的老龄化，该病的发病率有逐年上升的趋势。该病重在早期发现、早期预防。临床表现如下：

学习笔记

姓名：________ 班级：________ 日期：________

1）判断、知觉和定向能力障碍。老年期痴呆者对正确地理解、分析周围情况有困难，常常容易出现定向、定时、定人障碍。

2）记忆障碍。老年期痴呆者通常近事记忆障碍较明显，远事记忆保留相对较好，机械记忆可保留一个时期。

3）情感障碍。老年期痴呆者对事物缺乏兴趣，过分关心自己及事物细节，多言，易激动或抑郁，意志力减退即做事缺乏持久性。

4）思维障碍。老年期痴呆者较早出现抽象能力、概括能力、综合分析能力、判断能力、计算能力、学习理解力、联想能力减退和一般常识丧失。

5）语言障碍。老年期痴呆者的语言障碍包括感觉和运动性失语，失去了语言表达能力和躯体表达思想、情感的能力。还可以表现出失用、失认现象，不会使用日常生活用品，可以看书、读报纸，但不能理解每个字的含义。

6）行为障碍。老年期痴呆者的行为障碍包括性行为异常、妄想、攻击行为、动作笨拙、迟缓等。

7）人格障碍。该症患者人格改变较多见，比如原来比较热情好客的病人变得孤独、内向与原来极不相符。

8）睡眠障碍。该症患者睡眠障碍较明显，表现为正常睡眠节律发生紊乱或睡眠颠倒，白天精神不振，夜间到处走动、翻东西、乱喊叫，影响别人休息。

（2）老年痴呆的心理照护方法。指导老年人积极预防老年痴呆的发生。注意大脑营养的补给，合理用脑，保持大脑年轻，戒除吸烟、酗酒等不良行为；要注意尊重病人，对老年痴呆病人发生的一些精神症状和性格变化，要理解、宽容，给予爱心。用诚恳的态度对待病人，耐心听取病人的诉说，对于病人的唠叨不要横加阻挡或指责。尽量满足其合理要求，有些不能满足的应耐心解说，切忌使用伤害感情或损害病人自尊的语言和行为，使之受到心理伤害，产生低落情绪，甚至发生攻击性行为。不能因为病人固执、摔打东西而对其进行人格侮辱，或采用关、锁的方法来处理，应鼓励病人，增强其战胜疾病的信心，有针对性地掌握病人的心理状态，然后有计划、有目的地与病人个别交谈，解决其思想上的问题。要注意掌握一定的谈话技巧，使其消除不必要的思想顾虑，以促进病情的稳定与缓解。

注：此部分内容为“1+X”老年照护职业技能（中级）考点。

3. 阿尔茨海默症

阿尔茨海默症（Alzheimer disease，AD），是一种中枢神经系统变性病，起病隐袭，病程呈慢性进行性，是老年期痴呆常见的一种类型。主要表现为渐进性记忆障碍、认知功能障碍、人格改变及语言障碍等神经精神症状，严重影响社交、职业与生活功能。

在中国，有关阿尔茨海默症的统计显示，中国患有阿尔茨海默症的保守数据有 500 万人，65 岁以上人群发病率为 5%，80 岁以上发病率超过 30%，女性发病率明显高于男性。发病后，一般存活年限平均仅为 5.5 年，且绝大部分患者生活质量低下。

该病起病缓慢或隐匿，病人及家人常说不清何时起病。多见于 70 岁以上（男性平

学习笔记

姓名：________ 班级：________ 日期：________

均 73 岁，女性为 75 岁）老人，少数病人在躯体疾病、骨折或精神受到刺激后症状迅速明朗化。女性较男性多（女：男为 3 ： 1）。主要表现为认知功能下降、精神症状和行为障碍、日常生活能力的逐渐下降。平时我们主要是根据老人的日常行为判断是否患有阿尔茨海默症的前兆。早期患者仍保持通常仪表，但有遗忘、失语等症状。较轻时患者活动、行为及社会交往无明显异常；严重时表现为不安、易激惹或少动，不注意衣着，不修边幅，个人卫生不佳；后期仍保留习惯性自主活动，但不能执行指令动作。根据认知能力和身体机能的恶化程度分成三个时期。

（1）第一阶段（1 ～ 3 年）。

为轻度痴呆期。早期症状表现为记忆减退，对近事遗忘突出，部分患者合并远期记忆部分受损；判断能力下降，病人不能对事件进行分析、思考、判断，难以处理复杂的问题；工作或家务劳动漫不经心，不能独立进行购物、经济事务等，社交困难；尽管仍能做些已熟悉的日常工作，但对新的事物却表现出茫然难解，情感淡漠，偶尔激惹，常有多疑；出现时间定向障碍，对所处的场所和人物能做出定向，对所处地理位置定向困难，复杂结构的视空间能力差；言语词汇少，命名困难。进行神经专科量表测评，可发现轻度认知减退（MCI）。

（2）第二阶段（2 ～ 10 年）。

为中度痴呆期。中期症状表现为中期精神错乱期，可能会出现情绪改变，易激惹、紧张、焦虑、易怒等；远近记忆严重受损，简单结构的视空间能力下降，时间、地点定向障碍；在处理问题、辨别事物的相似点和差异点方面有严重损害；不能独立进行室外活动，在穿衣、个人卫生以及保持个人仪表方面需要帮助；不能计算；出现各种神经症状，可见失语、失用和失认；情感由淡漠变为急躁不安，常走动不停，可见尿失禁。

（3）第三阶段（8 ～ 12 年）。

为重度痴呆期。晚期症状患者已经完全依赖照护者，严重记忆力丧失，面孔失认，不认识亲人，仅存片段的记忆；不熟悉环境，日常生活不能自理，大小便失禁，呈现缄默、肢体僵直，查体可见锥体束征阳性，有强握、摸索和吸吮等原始反射；出现幻视、幻听，出现别人无法理解行为，容易合并运动障碍，走路困难，甚至卧病在床。最终昏迷，一般死于感染等并发症。

案例

电视剧《都挺好》苏大强患病忘记女儿却还记得买复习资料

苏大强知道自己患上了阿尔茨海默症，他不愿告诉苏明玉，更是将药藏在了枕头底下。也是明玉在给他收拾房间的时候，才发现父亲患病。患病的苏大强，记忆力不如以往好，自己做了一个资料卡，上面写着个人信息及家人的联系方式。随着时间的流逝，苏大强记忆越来越差，有一天他突然消失，让苏明玉到处找。被找到的苏大强就像是一个犯错的孩子，苏明玉怒吼并带他回家，可苏大强却忘了这个女儿，直言道“我又不认识你”。

学习笔记

姓名：________ 班级：________ 日期：________

两人争执中，苏大强怀里的东西掉了下来，嘴里嘀咕着“30 块钱呢，她妈又不给，同学也不借给她看，这要是缺了一页，明玉就考不上重点高中了”，苏明玉听后瞬间泪奔。

资料来源：《都挺好》苏大强患病忘记女儿，却还记得买复习资料，瞬间泪奔！.（2019-03-25）［2022-03-04］.https://www.sohu.com/a/303699419_100033951.

思政育人

可怜天下父母心，此时的苏大强已经忘了许多，但仍然记得当年要给明玉买资料，可见他对明玉的爱以及望女成凤的心。作为儿女的我们要学会感恩，理解父母对孩子的爱，及时尽孝，树欲静而风不止，子欲养而亲不待。作为照护者，我们要学会换位思考，关爱失智老年人，平等对待每一位老年人。

4. 老年痴呆 10 大预警

- 记忆力衰退，记不起眼前或短期内发生的事。
- 处理熟悉的事情出现困难。
- 语言表达产生困难。
- 丧失时间观念与方向感，甚至会迷路。
- 判断力与警觉性降低。
- 理解力或安排事务的能力下降。
- 常把东西乱放在不适当的地方。
- 情绪发生剧变，动辄发怒。
- 个性改变。
- 失去活动力，无法照顾自己。

学习情境的技能点

技能点 1：简易精神状态检查量表评估法

简易精神状态检查量表（mini-mental state examination，MMSE）是由美国福尔斯坦（Folstein）等于 1975 年制定的，该方法简单易行，国外已广泛应用，名为精神状况检查，实际上是一种针对老年人认知和智能功能方面有无衰退的筛查工具。量表分为 5 个认知方面的内容：定向力、记忆力、注意力和计算力、回忆和语言，结果评定总分为 30 分。

实操 简易精神状态测量方法

1. 计分

每项回答正确计 1 分，错误或不知道计 0 分。不适合计 9 分，拒绝回答或不理解计 8 分。在合计总分时，8 分和 9 分均按 0 分计算。最高分为 30 分。

学习笔记

姓名：________ 班级：________ 日期：________

2. 注意事项

（1）定向力：日期和星期差一天可计正常。

（2）记忆力：也称最初或一级记忆，要求患者记忆3个性质不同的物件。只许主试者讲1遍；不要求受试者按物品次序回答；若第1遍有错误，则先记分；然后告诉病人错误所在，并再请他回忆；直至正确；重复学习最多6次，若仍不能记忆，则后面几项的回忆检查则无意义。告知时需连续给出，应清晰、慢、一秒钟一个。第一次记忆的结果确定即刻记忆的分数，且为以后“回忆”检查作准备。

（3）注意力和计算力：

有两种方法：1）要求患者从100连续减7，每错一次扣一分。2）要求患者倒背述“瑞雪兆丰年”，如倒背错为“年丰雪兆瑞”则为3分，以此类推。

（4）回忆和语言：

1）命名：给患者出示表和圆珠笔，能正确命名各计1分。

2）语言复述：要求患者复述一中等难度的成语，如“说话不要拐弯抹角”或“好读书不求甚解”等。因为不是检查患者语言流利程度，更不是测验患者口齿灵巧和熟练性，故禁用绕口令。

3）三级命令：准备一张白纸，要求病人把纸用右手拿起来，把它对折起来，然后放到地上。三个动作各得1分。

4）阅读理解：准备一白纸用粗体大字写“请闭上眼睛”，请患者先朗读一遍，然后要求患者按纸写命令去做。患者能闭上双眼给1分。

5）书写：给患者纸和笔，请患者在纸上主动随意写一个句子。检查者不能用口述句子代替患者自发书写。但可给患者一较大书写范围，以节省患者搜寻和筛选时间，如“请写一有关天气或文艺方面的句子”等。句子应有主语和谓语，必须有意义，能被人理解。文法和标点符号不强作要求。

6）临摹：要求患者临摹一重叠的两个五角形，五角形的各边长应在一英寸（2.5cm）左右。两图形必须交叉，必须有10个角，交叉后的图需成四边形。但角不锐和边不直可忽略不计。

3. 简易精神状态检查量表

<table>
<tr><td colspan="2">姓名：</td><td>性别：</td><td>年龄：　岁</td><td colspan="2">评定日期：</td></tr>
<tr><td colspan="2">文化：</td><td>发病日期：</td><td>初步诊断：</td><td colspan="2">评定者（签名）：</td></tr>
<tr><td>序号</td><td colspan="3">项目</td><td>得分</td><td>备注</td></tr>
<tr><td>1</td><td colspan="3">今年是哪年？</td><td></td><td></td></tr>
<tr><td>2</td><td colspan="3">现在是什么季节？</td><td></td><td></td></tr>
<tr><td>3</td><td colspan="3">现在是几月份？</td><td></td><td></td></tr>
</table>

学习笔记

姓名：＿＿＿＿　班级：＿＿＿＿　日期：＿＿＿＿

续表

4	今天是几号？		
5	今天是星期几？		
6	咱们现在是在哪个国家？		
7	咱们现在是在哪个城市？		
8	咱们现在是在哪个区？		
9	咱们现在是哪个医院（胡同）？		
10	这里是第几层楼（门牌号是多少）？		
11	我告诉您三种东西，在我说完后，请您重复一遍这三种东西是什么。“树”，“钟”，“汽车”（各1分，共3分）。请您记住，过一会儿我还要您回忆出它们的名称。		
12	请您算一算：100-7等于多少？		
	再-7等于多少？		
	再-7等于多少？		
	再-7等于多少？		
	再-7等于多少？		
13	现在请您说出刚才我让您记住的那三种东西（各1分，共3分）。		
14	（出示手表）这个东西叫什么？		
15	（出示铅笔）这个东西叫什么？		
16	请您跟着我说：“如果并且但是”。		
17	我给您一张纸，请按我说的去做，现在开始：“用右手拿着这张纸”，“用两只手将它对折起来”，“放在您的左腿上”（每项1分，共3分）。		
18	请您念一念这句话，并且按照上面的意思去做：“闭上您的眼睛”。		
19	请您给我写一个完整的句子。		
20	（出示图案）请您照这个样子把它画下来。		

学习笔记

姓名：________ 班级：________ 日期：________

4. 评分标准

测量成绩与文化水平密切相关，正常界值划分标准为：文盲（未受教育）组 17 分，小学（受教育 6 年）组 20 分，初中及以上（受教育 ≥ 6 年）组 24 分；分界值以下有认知功能缺陷；分界值以上为正常。

技能点 2：画钟测验评估法

画钟测验（clock drawing test，CDT）最早是由美国精神科医师在 1983 年开始使用，随后逐渐发展成为独立使用的认知筛查量表。目前，画钟测验可以对多种认知功能进行检测，尤其是对于老年痴呆症的早期筛查作用明显，用此量表筛查早期老年痴呆症的准确率可达 80% ～ 90%。画钟测验不仅可以评估视空间功能，还可以评估理解能力、计划性、视觉记忆和图形的重建能力、动作的计划性和执行功能、数字知识、抽象思维、注意力的集中等。操作简单、省时，也更易被患者所接受。

画钟测验有多种评定方法，包括 3 分评定法、4 分评定法、5 分评定法、7 分评定法、10 分评定法和 30 分评定法等。但以 4 分评定法简单、易行，其痴呆确诊率可达 75%。

实操

1. 方法

请老人在足够大的纸上画一个钟表盘面，并把表示时间的数字写在正确的位置。待老人画好圆并填完数字后，再让老人画上分时针，把时间指到 11 点 10 分。

2. 计分

（1）画一个封闭的圆计 1 分。

（2）数字位置正确计 1 分。

（3）12 个数字无遗漏计 1 分。

（4）分时针位置正确计 1 分。

4 分为认知功能正常，0 ～ 3 分为轻、中和重度的认知功能障碍。

该测试看起来很简单，但有人体多种认知系统的参与，能较为准确地反映出受检者对时间的概念及认知事物的能力。因此，通过画钟测验来评估老年人的认知功能水平，是一个快速而有效的筛查测量工具，是值得医护人员和老人家属掌握并灵活应用的工具。

案例

儿科医生丈夫的画钟测验

下面三张图是美国儿科医生玛丽（Marry）为她的患 AD 的丈夫进行椰子油酮体治疗期间做的画钟测验，分别是治疗前一天，治疗开始后 14 天及治疗后第 37 天，从这些

学习笔记

图中可以看到她丈夫的病情确实在治疗初期有了明显的缓解。

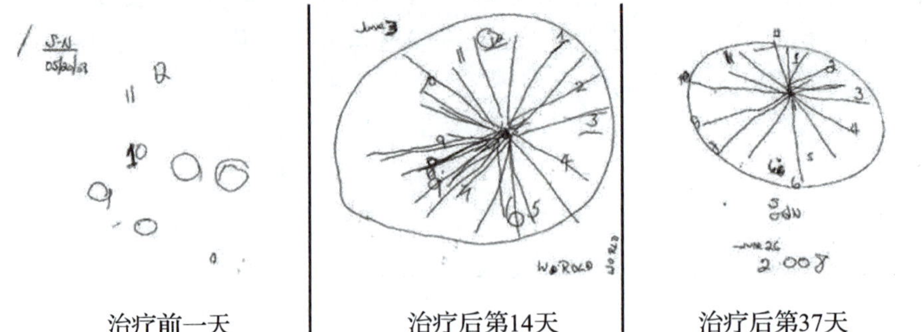

治疗前一天　　治疗后第14天　　治疗后第37天

知识拓展

阿尔茨海默症日

9月21日，是世界阿尔茨海默症日。至今，医学界还是无法找到阿尔茨海默症的真正病因，但是它却影响着成百上千万的老年人的生活。

与阿尔茨海默症共度晚年的名人

流行病学调查的结果表明，随着年龄的增加，阿尔茨海默症的患病率明显增高。调查显示，65岁以上人群的患病率为5%，但是随着年龄每增加5岁，患病率约增加1倍。80～85岁人群的患病率可达20%～30%，而年龄超过90岁的人群中阿尔茨海默症的患病率可达40%～50%，且女性患病概率高于男性。

学习笔记

姓名：________ 班级：________ 日期：________

学徒实践

1. 利用服务学习或跟岗学徒的机会，用 MMSE 量表为老人进行认知功能障碍的筛查与评估。

（1）请将过程照片贴在粘贴作业处。

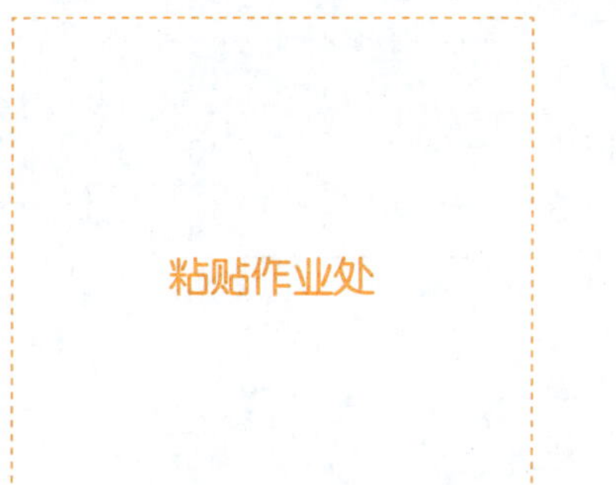

粘贴作业处

（2）请将操作过程中发现的问题记录下来。

____

____

____

____

____

2. 利用服务学习或跟岗学徒的机会，用画钟测验的方法为老人进行认知功能障碍的筛查与评估。请将过程照片贴在粘贴作业处。

粘贴作业处

粘贴作业处

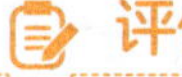

评价反馈

对学生完成的任务进行评价，并将评价结果填入下表中。

学习笔记

姓名：________ 班级：________ 日期：________

学习情境 1 认知功能障碍的筛查与评估			
评价项目		完成质量评价	
		分值	得分
简易精神状态检查量表（MMSE）评估	教师评估	10	
	同学互评	10	
	服务老人评估	10	
画钟测验	教师评估	10	
	同学互评	10	
	服务老人评估	10	

学习笔记

姓名：________ 班级：________ 日期：________

学习情境 2

认知功能训练方法

学习情境描述

认知障碍按严重程度分为轻度认知功能障碍（mild cognitive impairment，MCI）和痴呆两个阶段。65 岁及以上老年人群中患病率为 10% ～ 20%，超过一半的 MCI 老人在 5 年内会进展为痴呆。MCI 较健康老年人发生痴呆的比例高 10 倍，因此对于 MCI 的早期干预对延缓痴呆的发生、发展至关重要。

如何进行干预？那就需要家属及时带老年人去医院诊治，与专业医师、康复师、护师、营养师共同制定方案。除了药物、营养支持、运动、抗焦虑抑郁及改善睡眠、社会家庭的支持外，早期进行认知的训练也尤为重要。那么，如何进行认知训练呢？

学习目标

素质目标

1. 提升为老年人服务的意识和责任感；
2. 提升劳动意识，对接职业标准，在活动模拟中体验职业；
3. 提升人文关怀意识，尤其关爱认知功能障碍老年人；
4. 增强学习兴趣与创新意识，立足实际解决问题。

知识目标

1. 掌握认知功能训练原则；
2. 掌握认知功能训练方法。

能力目标

1. 能够运用正确的方法对认知障碍老年人开展个体训练；
2. 能够带老年人开展认知训练活动。

任务书：认知功能训练

任务分析：忘不了餐厅

《忘不了餐厅》是全国首档关注认知障碍老人的纪录观察类公益节目。

创作团队在前期调研中发现，常常是老人走丢了，家属才想到要去医院，漏诊率高达70%。他们很迫切地觉得，应该做这样一件事，让大家知道，对待认知障碍应该早筛查、早干预、早治疗。《忘不了餐厅》通过真实记录患认知障碍的老人与演员的互动、与餐厅中食客的互动，让观众关注到老年人群、关注到认知障碍。做这件事情的初衷就是希望这些老人能够积极地参与社会活动、融入社会。认知障碍暂时无法治愈，但好心态却能够有效地帮助老人延缓病情。

思政育人

该节目通过纪录认知障碍老人的真实状态，激发了大众对认知障碍和老年群体的关注，让我们感受爱与理解。用老人质朴的话语和动人的行为，感染学生树立正确的价值观、人生观，学会平等对待并尊重关爱失智老年人。

请同学们阅读任务分析，回答任务清单中的问题。

任务分组

<table>
<tr><td>班级</td><td colspan="2"></td><td>组号</td><td colspan="2"></td><td>指导老师</td><td></td></tr>
<tr><td>组长</td><td></td><td></td><td>学号</td><td></td><td></td><td>任务</td><td></td></tr>
<tr><td rowspan="4">组员</td><td>姓名</td><td>学号</td><td colspan="2">任务</td><td>姓名</td><td>学号</td><td>任务</td></tr>
<tr><td></td><td></td><td colspan="2"></td><td></td><td></td><td></td></tr>
<tr><td></td><td></td><td colspan="2"></td><td></td><td></td><td></td></tr>
<tr><td></td><td></td><td colspan="2"></td><td></td><td></td><td></td></tr>
</table>

任务清单

《忘不了餐厅》这个节目对有认知功能障碍老人的好处				

学习笔记

姓名：________ 班级：________ 日期：________

学习情境的相关知识点

知识点 1：认知训练

认知训练是指将心理学专业理论、范式与游戏化思维相结合而设计的一系列训练系统。系统结合被训者的现状及心理发展特点，主要对注意力、感知觉、记忆力、思维力、情绪能力、认知灵活性等 6 大认知能力进行训练，帮助被训者提升认知水平。

认知训练的应用十分广泛，从幼儿认知训练到老年认知训练，每个年龄段都有不同的认知训练方法以及侧重点。认知训练在一些病症中也有应用，如脑外伤老人的认知训练、阿尔茨海默症老人的认知训练。

在《老化神经生物学》（*Neurobiology of Aging*）杂志上发表的一项随机临床研究中，研究人员发现，在认知训练后参与者的大脑变得更有效率。为了研究大脑效率的变化，研究小组在被研究的参与者完成一项任务后，研究了他们的大脑神经活动。在这项研究中，57 名认知正常的老年人被随机分配到一个认知训练组，还有一组是对照组或者是运动控制小组。认知训练利用了在大脑健康中心开发的战略记忆高级推理训练（SMART）计划。认知训练策略包括如何将注意力集中在最相关的信息上，过滤掉不相关的信息；在日常生活中不断综合信息，以鼓励更深入的思考；以及如何通过产生不同的解释、解决方案和观点来激发创新思维。由于有氧运动已经被证明可以改善额叶和其他大脑区域内的处理速度和功能变化，因此有氧运动被列为研究小组的研究方式之一。

认知训练进行了 12 周，积极参与锻炼计划的参与者在 12 周内，每周进行的体育活动超过了 150 分钟。研究人员使用功能性磁共振成像技术来测试大脑活动，研究人员在实验开始时（基线）、中间和结束时对这三个组进行了检查，功能性磁共振成像结果为认知训练改善的与速度相关的神经活动提供了证据。虽然所有参与组的大脑反应时间都比较快，但认知训练组在大脑反应时间和额叶活动之间的联系显著增加。训练后，快速反应时间与较低的额叶活动程度有关，这与年轻大脑更有效的神经活动是一致的。

知识点 2：训练认知的方法

认知理解通常可以分为三个层次：第一层次是具体的、客观的内容，可以分解成动词、名词、形容词、状语、定语，这是听懂指令、执行指令、对付日常生活的必需。第二层次是逻辑思维能力，主要是因果关系，如“今天为什么不能出去玩了？因为今天天气不好。”第三层次是情感方面的，如高兴、生气、难过、伤心、恼怒、后悔、尴尬、害羞……

除了生活中贯彻随时教的原则之外，讲解过去生活的事件、看卡片等，都是提高认知理解的办法。

1. 颜色视觉训练

黄—红—绿—蓝—紫—橙，混合色一定要给予明确命名。正确认识颜色的指标有三

学习笔记

姓名：________ 班级：________ 日期：________

个：配对—指认—命名。

2. 整体知觉和部分知觉训练

先训练认识客体的个别部分，然后训练认识客体的整体，最后训练既认识客体的个别部分又认识客体的整体。

3. 形状和知觉训练

先训练认识圆形、方形、三角形，然后训练把两个三角形拼成一个三角形，把两个半圆拼成一个圆形，接着训练认识椭圆形、菱形、五角形、六角形、圆柱形，再训练把长方形纸片折成正方形，把正方形纸片折成三角形，最后训练对字的认识。

4. 大小知觉训练

先训练判断圆形、正方形、等边三角形的大小，再训练判断椭圆形、菱形、五角形的大小。

5. 方位和知觉训练

先训练辨别上下，再训练辨别前后，最后训练辨别自己身体部位的左右。

6. 记忆训练

短时记忆的容量是 5 ～ 9 个项目，为了扩大短时记忆的容量，可采用组块的方法，即将小的记忆单位组合为大的记忆单位（如将单个的汉字变成双字的词来记，记忆的容量便扩大了一倍）。然后把短时记忆的信息经过复述，转入长时记忆系统。训练要把熟识的内容和生疏的内容混在一起，并且要重复（每次训练都要把先前的内容重温一遍），直到转入长时记忆系统。

7. 生活记忆训练

先训练记忆前几天的事，接着训练记忆前几个星期的事，再训练记忆前几个月的事，最后训练记忆一年前的事。

8. 思维拓展训练

首先训练直觉行动思维，接着训练具体形象思维，最后训练抽象概念思维。思维训练包括概念、判断、推理、理解、分类等。

案例

让失能失智老人不失乐

2021 年 5 月 25 日，临平区临平街道“恩慈之家”居家养老服务中心内，89 岁的朱奶奶正和其他老人有说有笑，兴头来了还会唱上几句。很难想象，一年前刚入住时，她还是一位敏感易怒、爱动手打人的中度认知症患者。

认知症患者健忘、焦虑，极易走失，重度患者生活不能自理，时刻需要贴身照料。如何破解特殊老年群体养老困局？2019 年底，临平街道瞄准这类“刚需”老人，采用政府购买服务的方式，引进第三方专业机构运营居家养老服务中心。该服务中心配备床位 33 张，目前已启动“日托”和“全托”服务，除了认知症长者，也对普通老人开放。

学习笔记

姓名：＿＿＿＿＿ 班级：＿＿＿＿＿ 日期：＿＿＿＿＿

在入住该服务中心前，朱奶奶已经换了几家养老院，但由于没有专业护工照看，朱奶奶的认知障碍愈发严重，子女只得将她接回家轮流照顾。得知街道开了一家专门针对认知症长者的服务中心，老人的子女第一时间上门了解情况。看到整洁的环境和专业的护工后，子女们便将朱奶奶送了过来。

在这里，老人有定制的课程表，手指操、保龄球、串珠子、七巧板……丰富的课程背后，其实是针对老年人计算、手眼协调、语言表达等各方面能力的康复训练。住了一年多，朱奶奶已经完全融入了这里的“大家庭”，不仅脾气变好了，身体也比以前硬朗了。“这是以前不敢想的。”提起朱奶奶的变化，子女们喜笑颜开。

“我们倡导非药物性干预疗法，聘请专业医护人员，对老人的身体状况和活动能力进行前期评估，定制个性化服务。”该服务中心负责人金岩说，针对不同认知症老人，中心推出了音乐、时间定向、园艺等疗法，“比如有的老人在听到红歌时能想起过去的事情，我们就会经常带他们唱歌，训练记忆能力。”

每位认知症老人背后，都有一群精疲力竭的家人。人口老龄化形势日益严峻，失能失智的风险也逐年攀升，健全养老体系建设具有现实需求。目前，临平街道已建成10家社区照料中心和一家示范级居家养老服务中心，在建三家社区照料中心。接下来，临平街道将规划建设更多“家门口的养老服务中心”，打通居家养老“最后一千米”。

资料来源：人民资讯．让失能失智老人不失乐．(2021-05-26)[2022-03-04]．https://baijiahao.baidu.com/s?id=1700772319345594462&wfr=spider&for=pc.

思政育人

关爱认知症老年人，平等对待每一位老年人。

知识点3：老年人认知障碍的康复训练

许多认知康复方法主要是针对某一方面的认知功能缺陷进行的训练，要注意训练的目的性和趣味性。康复训练之前，应先对认知功能障碍进行分析和分类，然后再有针对性地制订康复计划。一般将认知功能障碍分为以下几类：智力障碍、记忆障碍、注意障碍、视空间障碍、语言障碍和情感反应障碍等。认知障碍是指上述几项认知功能中的一项或多项受损，并影响个体的日常或社会能力。

在康复训练过程中，护理人员要根据老人认知缺陷的进展情况，按照循序渐进的原则，不断地调整训练难度和内容，反复重复，逐渐巩固训练成果，才能获得满意的康复效果。虽然各种认知功能障碍的发生机制和表现形式不同，但是，所选择的康复模式大相径庭。

1. 记忆训练

记忆力损害是突出的主要临床表现。早期表现为近记忆损害，中期表现出远记忆损害，晚期表现记忆力全面丧失。记忆力训练，可以保持原有的记忆力或延缓记忆力的

学习笔记

姓名：__________ 班级：__________ 日期：__________

进一步下降。训练记忆力被称为脑细胞的“体操运动”。经常做这种“体操”，可以防止脑的老化，是健脑的良方。流行病学调查发现，文化程度高的老人其老年痴呆发生率明显低于文化程度低的老人。对于老年性痴呆老人进行记忆力训练，应该关注训练的过程，而不是训练的结果。即并不一定要让老人记住多少东西，而在于让老人参加了训练，动了脑筋。

（1）记忆训练过程注意事项。

应根据老人的实际情况选择训练的难度，如果难度太高，一方面老人无法完成，另一方面加重了老人的精神负担，造成不良情绪反应；老人不但会拒绝配合训练，有的甚至会产生心理阴影。

（2）图片选择。

图片类别应根据老人记忆障碍的类型进行选择：如果对于人物记忆有障碍的，就应该选择人物类图片进行记忆康复训练；如果对于日常用品具有记忆障碍，就应该选择日常用品图片进行记忆康复训练。同时应该根据老人的记忆障碍的程度，选择图片的难度。记忆力损害不是很严重的老人，可以选择一些风景类、动物类的图片。

在记忆训练的图片选择上，当我们选择的记忆图片为老年人所熟悉的图片时，会起不到记忆训练的效果。但当把记忆训练图片全部换成老年人不熟悉的图片时，又发现由于老年痴呆老人的近记忆力衰退较大，老人经常一个也记不住，严重影响了老人进行治疗的信心。因此，将老年人熟悉的图片与不熟悉的图片混合在一起进行记忆训练，既能保证记忆训练的效果又能保证老人参加治疗的信心与积极性。在记忆训练康复治疗的过程中，最好采用无错性的学习方法。无错性学习就是在学习中消除错误。学习者从容易辨别的项目开始，通过逐渐增加难度让其不经历失败。

无错性学习

（3）亲人图像记忆训练。

用数码相机给老人比较亲近的人员照相，然后利用录音设备给图像配音，并将图片文件与声音文件一起保存入计算机，然后就可以进行亲人图片记忆训练了：将老人以前的照片输入到计算机中，训练时可以将该照片显示出来，由康复医师对老人进行提问，由老人进行回忆回答。该方法可以激发老人对于与照片有关的时间、地点、人物、环境的回忆。在进行回忆的过程中能够使老人的脑部功能得到训练，以达到远期记忆功能训练的目的。

2. 智力训练

智力训练与记忆训练是紧密结合在一起的。智力训练效果好，会促进记忆功能的改进，而记忆功能的改善又会进一步推动老年痴呆老人智力的恢复。智力训练是老年痴呆老人康复训练一个非常重要的一部分，对治疗老年痴呆有重要作用。智力训练分为观察力、自然事物分类能力、数字与数学计算能力、视觉空间辨识能力与想象力 5 个方面。

3. 观察能力训练

观察能力就是在有目的、有组织、有思维参与的感知过程中形成的一种稳固的认识

学习笔记

姓名：________ 班级：________ 日期：________

能力，是智能构成的一个重要因素。适当设计一些游戏提高老人观察能力，如大家找错误、找区别、找字、捉迷藏。

4. 自然事物分类能力训练

分类就是按着一定的标准把事物分成组，即分门别类的一种思维方法。分类的实质，是为了认识事物之间的差别和联系。分类是从比较中派生出来的，并且和概括紧密相连。一般地说，只有概括出不同事物之间的共同属性（一般属性或本质属性）之后，才能对事物进行分类。分类的过程也伴随着概括活动和概念的形成。分类能力对知识经验的条理化、结构化、系统化有着重要的影响，训练老年痴呆老人分类能力是智能培养的重要方面之一。适当设计一些游戏提高老人自然事物分类能力，如水果分类、蔬菜分类、厨具分类、车子分类等。

5. 数字与数学计算能力训练

主要是训练老人对数概念的理解与简单的计数运算中所具备的数学逻辑思维能力。适当设计一些游戏提高老人数字与数学计算能力，如数学计算、数西瓜、数草莓、买菜、数工具、数昆虫。

6. 视觉空间辨识能力训练

空间能力是人们对客观世界中物体的空间关系的反应能力。空间能力主要包括两个方面：一是空间知觉能力；二是空间想象能力。空间知觉能力包括形状知觉、大小知觉、深度与距离知觉、方位知觉与空间定向等方面；空间想象能力是指人对二维图形和对物体的三维空间特征（方位、远近、深度、形状、大小等）和空间关系的想象能力。适当设计一些游戏提高老人视觉空间辨识能力，如事物顶部的分析、四块拼图、倒影训练。

7. 想象力训练

想象是人们头脑中原有的表象经过加工改造和重新组合而产生新的形象的心理过程，是一种高级复杂的认知活动。形象性和新颖性是想象活动的基本特点，它主要处理图形信息，以直观的方式呈现在人们的头脑中，而不是以词语、符号，以及概念等方式呈现。适当设计一些游戏提高老人想象能力，如猜字、爬格子、拼图、同色相溶、推箱子等。

8. 右脑训练

研究表明，老年痴呆多为老化废用性痴呆。这种老人在年轻时期，因左脑接受刺激较多，右脑接受刺激较少，引起右脑相对发育不全；老人对音乐、绘画、游戏不感兴趣，失去生活目标，意欲低下。使用一些右脑功能训练游戏，如麻将、五子连珠、象棋、跳棋，使老人能够进行脑活性化训练，使脑功能得到明显改善。

9. 康复训练过程中音乐疗法的使用

根据赫布（Hebb）的研究，音乐通过听觉系统，作用于大脑皮质下的非特殊反射系统和脑干网状结构，进而影响大脑皮质功能，对神经系统功能起到调节作用。将有规律的声波振动之声能，转化为功能，使大脑神经细胞运动失调的状态恢复成生理需要的平衡状态。不同类型的音乐具有不同的治疗效果，如心情不稳，情绪不定，可欣赏《塞上曲》、《春江花月夜》及圆舞曲等。

学习笔记

姓名：__________ 班级：__________ 日期：__________

临床经验表明，音乐疗法能增强老年痴呆老人的现实感，而现实感能给老人提供真实性信息，改善自我感知，提高独立性。让他们聆听或演唱与当前时间、季节、环境、事件有关的歌曲，还可改善老年人思维混乱现象。在实际使用时，可以根据老人的病情和当时的实际情况，选择相应的音乐。

知识点 4：认知障碍康复训练的原则

失智是功能逐渐衰退的过程，要完全康复是不现实的。可以根据老人目前的状况，结合过去的爱好，关注他的需求，投其所好地开展康复活动。特别要注意的是老人在康复的过程中，遵循能够尽可能维系正常生活方式的准则，即认知康复和日常生活活动相结合的原则，以减少由于疾病带来的行为障碍。

1. 自立支援

最大限度发挥自身具备的能力，鼓励老人参加力所能及的活动，延缓认知功能衰退。

2. 有意引导

将烦琐的步骤有序分解，延长时间或扩展次数，每次设定一个步骤，通过几次最终完成。

3. 循序渐进

根据职业、受教育程度，以及认知功能的衰退情况来制订训练计划，由易到难，循序渐进。每周开展 2 ～ 3 次以上训练，每次不少于 30 分钟。

4. 合理分组

小组人数一般以 4 ～ 8 位为宜，智力、能力、兴趣、背景都要相仿。

5. 自愿原则

不能强迫老人进行训练，要时刻关注老人的情绪状态。当老人表现出拒绝或不愿意继续的意图，观察 2 ～ 3 分钟后可以中断训练。

知识点 5：老年痴呆的预防方法

1. 多用脑

要积极用脑，预防脑力衰退，即使在看电视剧时，随时说出自己的感想也可以达到活用脑力的目的。读书发表心得、下棋、写日记、写信等都是简单而有助于脑力的方法。

2. 多社交

多社交有助于改善认知能力。多与朋友外出进餐或参加体育活动、旅行、聚会、看电影、听音乐会、参加各种俱乐部、参加社区志愿活动、常看亲朋好友等活动，都有助于改善记忆和思维能力。

3. 控制体重，关注饮食

高胆固醇摄入太多，会引起脂肪沉积在血管，容易堵塞血管引起卒中，可能连累脑

学习笔记

姓名：__________ 班级：__________ 日期：__________

细胞坏死。糖尿病、高血压、高血脂这些人群都容易患上血管性痴呆。

4. 保持良好的生活习惯

避免过度喝酒、抽烟。喝酒过度会导致肝机能障碍，引起脑机能异常，一天喝酒超过 0.3 升的人比不喝酒的人容易得脑血管性痴呆。抽烟不只会造成脑血管性痴呆，也是心肌梗死等危险疾病的重要原因。

5. 多吃水果

吃新鲜健康的食物，青菜水果每天不能少，深色果蔬具有较好的抗氧化、抗自由基作用。

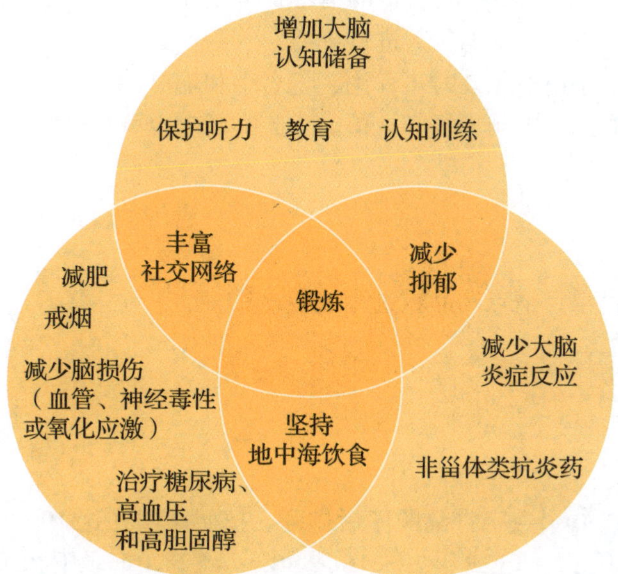

学习情境的技能点

技能点 1：记忆力训练

实操

绘图记忆法是指一切通过图画来辅助记忆的方法，包括框架图、表格、概念图、流程图、插图等。绘图记忆法不仅仅是简单的文字型图表，而是与简笔画、艺术字相结合得更直观易记的图画。如让老年人找出缺失部分，并补充。

技能点 2：思维训练

训练老年人综合分析、判断、推理和计算能力，充分利用残存脑力。如排列数字：

学习笔记

姓名：________ 班级：________ 日期：________

给老年人 3 张数字卡片，由小到大顺序排列，然后每次另给 1 张数字卡，请他根据数字大小，插进自己已排好的卡片中。

实操 1　训练推理

从工具、动物、植物、食品等内容中，随便指出一项如食品，让他尽量多地说出与食品有关的东西。

实操 2　训练分类

给老年人一张列有 30 项物品名称的清单，并告知这 30 项物品分别属于食品、家具、衣服三类中的一类，要求老年人进行分类。

其他如猜谜语、小组讨论及时事评论、记名字和配对游戏等，虽然这些活动未必能够改善记忆力，但有助于老年人提升自信。故此类活动也可视作辅助策略的练习，甚至是一般刺激智能的方法。

实操 3

模拟买菜、买水果，清点物品数量，数字计算。

技能点 3：注意力训练

实操 1

将 1 ～ 100 这 100 个数字打乱顺序后排列。按照顺序在这 100 个数字中找出 15 个连续数字，例如，从 1 ～ 15 或从 2 ～ 16 或 30 ～ 44 等，记录下找到这 15 个连续数字所花的时间。重复训练，可提高注意力集中能力。

实操 2

对数字进行识记，方法分为顺背和逆背数字，然后把指定的随机数字按照顺序记住并复述出来。按先后顺序背述为顺背，按相反的顺序背述为逆背。

实操 3　念出颜色

用不同颜色的笔写出表示不同颜色的词，比如用蓝色的笔写“红色”一词，用黑色的笔写“绿色”等。然后，大声读出每个词语所用的颜色。每天重复做几次这种游戏，能增强大脑的注意力。

教老年人手工活动

（1）工作准备。

学习笔记

姓名：________　班级：________　日期：________

环境准备：环境整洁，温湿度适宜，光线明亮。

护理人员准备：护理人员了解老年人的意愿、生活习惯、爱好等内容，掌握将要进行的活动的要点，指导老年人完成活动。

老年人准备：老年人身体状况允许，自愿参加。

物品准备：选择安全经济的用具，如毛线、扣子、开关等。

（2）设计活动。护理人员设计老年人手工活动项目，内容应新颖、有趣、多样，与日常生活相结合，要让老年人力所能及，自愿参加。如编制中国结、剥豆子、看图搭积木、粘贴画等。

（3）示范。护理人员态度和蔼，边示范边指导。合理安排活动时间。根据老年人的能力采取语言鼓励和行为支持等方式。活动中要随时观察老年人的反应。

（4）记录。活动结束，护理人员征求老年人对活动的意见和建议并进行客观记录。另外，应记录次活动锻炼的目的、达到的效果、需要改进的方面等。

注意事项：

（1）选择活动用具时要符合老年人的特点，保证安全。

（2）在活动过程中要多使用鼓励性的语言。

（3）护理人员安排手工活动时间时，要避开老年人的休息时间。

（4）老年人在活动中出现厌烦、身体不舒服时，应立即停止，协助老年人休息。

知识拓展

OH 卡牌疗法促进认知

OH 卡牌也叫“OH 潜意识投射卡”。OH 卡牌由两组牌组成，共 176 张。其中图画卡 88 张，包含了我们生活各个层面的水彩画图案；文字卡 88 张，卡上主要是文字，可以作为水彩画图案的背景说明。当选择任意一张图画卡放进任意一张文字卡，就会有 7 744 种不同的组合情况。借助不同的图案和文字的组合，可以调动老年人的感知觉，刺激老年人发挥创造力和想象力，促进认知，增强自我觉察和自我表达，使其亲近自己的潜意识，从自己的想法里探究到真实的心理，进行自我治疗。同时也可以借助 OH 卡牌，发现、了解、训练老年人的倾听和理解能力，增强老年人的表达能力。同时，在尊重和保护私人隐私的情况下，也可以借助 OH 卡牌交流感情、观念、心理。

实操

（1）游戏规则。

规则一：当老人不想揭开自己的牌面，或是不想描述自己抽到的牌面，就尊重这位老人的选择，直接跳过。

规则二：请不要打扰老人，让老人多点时间完成自己的描述。

规则三：请不要解释老人抽到的牌，甚至刻意凸显自己的解释比较正确。

学习笔记

姓名：________ 班级：________ 日期：________

规则四：请不要反对其他老人的解释，甚至与对方争论不休。

规则五：让老人在自然和放松的状态下描述自己所抽到的牌。

（2）围绕五个问题展开探索：

问题 1：图卡中你看到了什么？

问题 2：在这个画面中，你在哪里？（或画面中的人或物是谁？）

问题 3：画面中的人或物跟你有什么联系？跟文字有什么联系？

问题 4：以“我”开头说一段话或编一个故事，把画面内容和文字内容串在里面。

问题 5：这幅画面和文字跟你的困惑有什么联系？（你做这样的解读背后意味着什么或能给你带来什么？）

（3）结束时可展开的探索：

问题 1：现在的心情怎么样？

问题 2：你对自己的困惑有什么新的认识？

问题 3：你还愿意抽牌吗？

（4）注意事项：

第一，要尊重对方的隐私。老人可以选择弃权，不对抽出的牌作说明，也可以摊牌、不摊牌，任何人不可以挑战或质疑他人的选择。

第二，要尊重对方的时间，不要打断对方的话。

第三，要尊重对方的聪明才智和想象力。需记住，对于这些牌没有所谓“正确的”解释。

第四，不跟对方唱反调，或是争论关于对方的解释，但是可以表达对对方所说内容的好奇，或是要求对方澄清某些事，好让大家能够知道得更清楚。

第五，要尊重对方的个体性。

集中使用法

2～12 位老人为一组，围成一个圆环，开展活动。将八张或更多的文字卡放在团体的中间，面朝上。第一个成员抽出一张图画卡，将它摆在他认为最合适的文字卡上面，面朝上，老人基于对图文的理解和所思所想进行简短陈述；接着每一位成员轮流将同样的那张图画卡放在任何文字卡上来形成一个组合，并且进行简短陈述。不同的成员也可以使用同样的文字卡。当每一个人都用过了那个图画卡，那么就再抽出另外一张新的图画卡，以同样的方式来操作。

主题使用法

（1）探索某一个主题。护理人员拿出一张文字卡，参与人抽卡讲故事，围绕主题讲故事，完成故事接龙。

（2）无主题。第一个人用此卡讲故事，对主题不作限制，后面的人接上这个故事。离题可提示，也可不提示。

“忆路同行”

学习笔记

姓名：________ 班级：________ 日期：________

学徒实践

利用服务学习或跟岗学徒的机会，带老人进行至少两种认知功能训练。

（1）请将过程照片贴在粘贴作业处。

粘贴作业处

粘贴作业处

（2）设计一项针对失智老年人认知训练的活动方案。做小组汇报，将汇报截图贴在粘贴作业处。

粘贴作业处

粘贴作业处

评价反馈

对学生完成的任务进行评价，并将评价结果填入下表中。

学习情境 2　认知功能训练方法			
评价项目		完成质量评价	
		分值	得分
带老人进行认知功能训练 1	教师评估	10	
	同学互评	10	
	服务老人评估	10	
带老人进行认知功能训练 2	教师评估	10	
	同学互评	10	
	服务老人评估	10	

学习笔记

姓名：________ 班级：________ 日期：________

学习情境 2　认知功能训练方法			
评价项目		完成质量评价	
		分值	得分
认知训练活动方案	教师评估	10	
	同学互评	10	

学习笔记

姓名：________ 班级：________ 日期：________

模块五 老年人情绪调适

学习情境1

识别老年人的情绪情感

学习情境描述

进入老年阶段，人生的经历和阅历都非常丰富，有的老人毕生发展积极正向，有的老人毕生发展波折坎坷，有的老人毕生发展消极负向。人生百态，不同的成长和生活经历，使得老年人有各种各样的情绪情感表现。加之空巢化、慢病化等社会问题，老年人孤独、抑郁等情绪问题也越来越多。因此，我们需要了解老年人的情绪情感，学会识别老年人的情绪，掌握评估老年人情绪的方法。

学习目标

素质目标

1. 提升为老年人服务的意识和责任感；
2. 提升劳动意识，在实践中体验职业技能；
3. 弘扬中国传统文化，树立文化自信。

知识目标

1. 了解情绪情感的基本概念、特征；
2. 掌握情绪形成的关键期；
3. 掌握老年人不良情绪情感的危害及情绪的外部表现与生理变化。

能力目标

1. 会通过个体行为判断老年人情绪问题；
2. 能通过行为分析让老年人明确不良情绪情感的危害，从而关注自己的情绪问题与身体健康。

任务书：识别老年人的情绪情感

任务分析：是怎样的情绪，竟让这位老战士落泪?

庆祝中华人民共和国成立70周年大会群众游行时，当礼宾车组成的“致敬”方阵徐徐驶过天安门，一位老兵的动情瞬间，被摄影记者捕捉记录下来。

“方阵还没行驶到天安门时，我的眼泪就已经在眼眶里打转。”关茂林说。“致敬”方阵礼宾车由驻地饭店门口向天安门前进时，在长安街两侧已经集结了其他群众游行队伍，一时间，“向老英雄致敬！向老英雄学习！”的呼喊声响成一片……

游行群众的敬意化成呐喊声在关茂林的心中激荡，往事穿梭，这份荣誉感以及对曾经战友的感怀之情澎湃在他的脑海。伴随着一曲《红旗颂》，“致敬”方阵徐徐驶过天安门广场，关茂林难掩激动的心情。

“我并不是战斗英雄，没有在战场上浴血奋战的经历。能够参加共和国成立70周年庆典，党和政府的关怀与重视怎能不让我感动？当我看到礼宾车上老一辈党和国家、军队领导人亲属代表与老一辈建设者和亲属代表手中的荣誉牌，我想说，那些为民族独立、人民解放、国家富强奋斗终生的功臣，更加值得人民的尊敬和爱戴。”关茂林说，更让他动情的是，他的亲密战友们，很多已经离世，他们是走过长征的老红军、老革命，“是我的领导、战友，想到他们无法看到这盛世，我的眼泪止不住地往下流。”

资料来源：半岛网．70周年大庆上的老兵谈为何落泪：想到离世的战友无法看到这盛世．(2019-10-06)[2022-03-04]. http://muji.bandao.cn/a/289136.html.

思政育人

关茂林，群众游行“致敬”方阵中老一辈军队退役英模代表之一。他动情流泪的瞬间让我们看到了党和政府对革命老兵的关怀，也感受到了祖国空前盛世带给老一辈革命家的欣喜。

请同学们阅读任务分析，回答任务清单中的问题。

任务分组

<table>
<tr><td>班级</td><td colspan="2"></td><td>组号</td><td></td><td>指导老师</td><td></td></tr>
<tr><td>组长</td><td></td><td></td><td>学号</td><td></td><td>任务</td><td></td></tr>
<tr><td rowspan="4">组员</td><td>姓名</td><td>学号</td><td>任务</td><td>姓名</td><td>学号</td><td>任务</td></tr>
<tr><td></td><td></td><td></td><td></td><td></td><td></td></tr>
<tr><td></td><td></td><td></td><td></td><td></td><td></td></tr>
<tr><td></td><td></td><td></td><td></td><td></td><td></td></tr>
</table>

学习笔记

姓名：________ 班级：________ 日期：________

任务清单

	用合适的词表达老兵体现的情绪、情感	情绪、情感的特点	情绪、情感的区别与联系	
情绪				
情感				
是怎样的情绪让这位老战士落泪				

学习情境的相关知识点

知识点 1：什么是情绪

情绪是人类体验的外在表现，对我们的生理和心理机能都会造成一定的影响。“我很快乐”“我感觉到恐惧”或是“我很难过”这些代表了情绪状态，但我们要了解情绪更广泛的定义，既包括躯体，也包括心理。当代心理学家将情绪界定为一种躯体和精神上的复杂的变化模式。设想一个让我们感到特别快乐的场景，生理唤醒表现你的心跳平缓；你的感觉是积极的；你的外显行为可能是表情微笑，或动作上的拥抱。因此，情绪是以生理唤起面部表情、姿势和主观感觉的变化为特征的某种状态。人类有几百种情绪，此外还有很多混合、变种、突变以及具有细微差异的“近亲”。最普遍、通俗的情绪有喜、怒、哀、惊、恐、爱、恨等，也有一些细腻微妙的情绪如嫉妒、惭愧、羞耻、自豪等。情绪常和心情、性格、脾气、目的等因素互相作用，也受到荷尔蒙和神经递质影响。情绪可以被分为与生俱来的“基本情绪”和后天学习到的“复杂情绪”。基本情绪和原始人类生存息息相关，复杂情绪必须经过人与人之间的交流才能学习到，因此每个人所拥有的复杂情绪数量和对情绪的定义都不一样。情绪无好坏之分，一般只划分为积极情绪、消极情绪。情绪塑造了我们的人际关系，并给日常活动添加了色彩。一般认为，积极情绪和消极情绪是不相容的，其实不然。比如，糖尿病老人偷吃禁食时可能既高兴又害怕，同时体验到积极情绪和消极情绪。由情绪引发的行为则有好坏之分，行为的后果有好坏之分。情绪管理并非是消灭情绪，也没有必要消灭，而是疏导情绪，并合理化之后的信念与行为。

知识点 2：情绪与情感的区别及联系

《心理学大辞典》中说：“情感是人对客观事物是否满足自己的需要而产生的态度体验。”普通心理学课程中讲：“情绪和情感都是人对客观事物所持的态度体验，只是情绪更倾向于个体基本需求欲望上的态度体验，而情感则更倾向于社会需求欲望上的态度体验。”情感包括道德感和价值感两个方面，具体表现为爱情、幸福、仇恨、厌恶、美感等。

学习笔记

姓名：________ 班级：________ 日期：________

情绪是短暂而强烈的，具有情景性的感情反应，有一定的激动性、情境性和暂时性，如高兴、恐惧、悲伤、快乐等；情感是稳定而持久的，具有深沉体验的感情反应，在一定社会实践中产生的，如爱国主义情感、自尊感、责任感、使命感、道德感等。二者既有区别又有联系，情绪受情感制约，情感也依赖于情绪。情绪是情感的外在表现，情感是情绪的本质内容。

知识点 3：情绪形成关键期

脑科学家发现，情绪是人脑的高级功能，以杏仁核为核心的广泛连接的神经环路在情绪调节中起着重要作用，又被称为“情绪脑”。情绪情感与主管智力发育的大脑皮质有密切联系，这种联系在 1 岁左右迅速形成，以后不断的情绪体验会定型这种联系通道，进而形成稳定的情绪反应习惯，0 ～ 6 岁是“情绪脑”发育的关键期。这个时期建立起正常的情绪情感，到了成年期，甚至老年期，情绪情感表达及情绪控制能力就会相对稳定。“情绪脑”控制着人的喜怒哀乐，对人的学习、记忆、决策以及生存和适应有着重要的影响。然而，“情绪脑”也比较脆弱，压力大、慢性病、不良睡眠、噪声污染等因素，也会使之受到不同程度的不良影响。人需要健康的情绪情感来调节自已，否则心情郁闷、思维凝滞，人的快乐与发展将同时受阻。人类在成长中遇到的很多问题，如任性、攻击、自私、冷漠、孤僻等，都与情绪情感发育不良有很大关系。大脑某部分的持续使用可以加速皮质的成熟度，例如鼓励孩子自我控制脾气，那么，他在情绪上，会比乱发脾气没人管教的孩子成熟，因为不断刺激大脑有益组细胞（如那些抑制杏仁核的细胞），会使这些细胞更敏感，更容易被激发。就像电视如果一直开着，就不需要热机了。很少活化情绪控制回路的人，长大后不会控制情绪，是因为必要的神经回路在发展的关键期没有受到适当的训练。

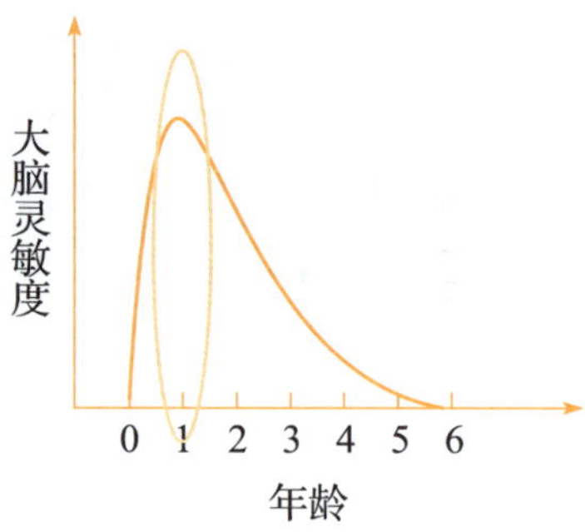

案例

发生在罗马尼亚孤儿院的悲剧

在 20 世纪 80 年代，为了提高国家人口数量，罗马尼亚推行了禁止节育和人口增长政策。当时国家宣布胎儿是社会财富，不生育孩子的人就是背叛国家，所有节育、堕胎

学习笔记

姓名：________ 班级：________ 日期：________

都是违法的，会因此被判刑。不能受孕的女性还要缴纳税金。在这个政策之下，一年之内罗马尼亚婴儿出生率翻了一番。但是与此同时伴随的就是没有足够的硬件设施保证下不断增高的怀孕妇女死亡率和婴儿死亡率，以及孤儿院里收留的大量未婚妇女遗弃的婴儿。这个政府1989年倒台的时候，罗马尼亚孤儿院的情况才被报道出来。那里的孩子营养严重不良，他们中的绝大多数还有各种精神问题，包括焦虑、精神分裂，以及自闭症等。国际社会当时虽然给予了非常慷慨的援助，很多孤儿被领养到经济状况良好的家庭，给他们很好的照顾，但是那些长期处于孤独和绝望中的阴影终生都没有办法治愈。这是他们个人的悲剧，也是时代的悲剧。

大脑情绪发展的关键期很短，孩子必须要有适当的情绪刺激，长大后才能收到这些情绪的变化。如果孩子没有建立起正常的情感连接，他们就不懂得表达情绪。

资料来源：纳豆旅行网．当记者走进白俄罗斯的一家孤儿院，令他震惊了．(2017-04-25)［2022-03-04］．https://www.sohu.com/a/136297899_264584.

知识点4：情绪的表达

表情是情绪的外部表现，是表达情感状态的身体各部分的动作变化模式。表情动作是一种独具特色的情绪语言，它以有形的方式体现出感情的内在体验，成为人际间感情交流和相互理解的工具之一，也是了解感情的主观体验的客观指标之一。表情包括面部表情、言语表情和身段表情，情绪表达中面部表情起主要作用，而身段表情和言语表情往往是情绪表达的辅助手段。

1. 面部表情

面部表情是指通过眼部肌肉、面部肌肉和口部肌肉的变化来表现各种情绪状态。不同的情绪会产生不同的面部表情。例如，咬牙切齿、张口结舌。面部表情能精细、准确地反映人的情绪，它是人类表达情绪最主要的一种表情动作。伊扎德将人的面部分为额眉－鼻根区、眼－鼻颊区、口唇－下巴区，认为这三个区域的活动构成了不同的面部表情，表达着相应的情绪。比如，人愉快时，额眉－鼻根区放松，眉毛下降；眼－鼻颊区眼睛眯小，面颊上提，鼻面扩张；口唇－下巴区嘴角后收、上翘。这三个区域的肌肉运动组合起来就构成了笑的面部表情。在表现不同情绪的面部表情中，起主导作用的肌肉各有不同。如笑时嘴角上翘，惊奇时眼和嘴张大，悲哀时双眉和嘴角下垂。吉特的研究表明，快乐、痛苦表情最易辨认，怀疑、怜悯表情最难辨认。艾克曼的研究发现，人脸的不同部位具有不同的表情作用，如眼睛对表达忧伤重要，口部对表达快乐与厌恶最重要。另外，艾克曼还发现，不同文化的被试者在识别愉快、恐惧、发怒、悲伤、惊奇和厌恶等表情上具有高度一致性。这从一定程度上支持了达尔文在《人类和动物的情绪表情》中的观点，即表情是天生的。如两眼闪光之惊喜，眼泪汪汪之悲哀委屈，眉毛紧锁之忧愁，扬眉之得意，双目圆睁之愤怒，嗤之以鼻之厌恶，脸色苍白之惊恐等。

学习笔记

姓名：＿＿＿＿ 班级：＿＿＿＿ 日期：＿＿＿＿

2. 身段表情

身段表情是情绪在身体动作上的表现，是除面部之外身体其他部位的表情动作。手势和体态往往在无意间揭示了人们的情绪。头、手和脚是表达情绪的主要身体部位。人在不同的情绪状态下，身体姿态会发生变化，如捧腹大笑、坐立不安、紧缩双肩等。手势也可以单独用来表达情感，如振臂高呼、双手一摊、手舞足蹈等。例如，人在欢乐时手舞足蹈，悔恨时顿足捶胸，惧怕时手足无措，羞怯时扭扭捏捏。

3. 言语表情

言语表情是情绪在言语的音调和速度上的表现。人在高兴时音调轻快，悲哀时音调低沉、节奏缓慢。同样一句话用不同的方式讲出来则会表现出不同的含义。例如，“你干吗”用升调说出来时表示疑问；用降调则表示不耐烦；用感叹语气强调“吗”字则表示责备。

知识点 5：生理与情绪

情绪是一种心理现象，这种心理现象是由认知评价和生理反应共同作用产生的。一般先是外界出现刺激，然后被感受器官接收，通过神经传到大脑皮层，大脑皮层进行分析（有意识或者无意识地进行认知评价）和反应，大脑皮层的反应会让我们直接体验到部分情绪。随后大脑皮层会给下丘脑指令，从而影响自主神经系统，自主神经系统的反应影响生理状态，生理状态（如手心出汗）间接影响情绪的形成。

人在情绪紧张时，呼吸加快，心跳加快，血压升高，血糖上升，血中含氧量增加，肾上腺激素和甲状腺激素分泌增加。人在惊惧时心跳减慢，呼吸有时暂停，面部小血管收缩，脸色发白，出冷汗，口干等。仅就呼吸系统而言，在情绪发生时，呼吸的频率、深浅、快慢、均匀程度等都会发生变化。研究表明，呼吸频率在消极悲伤时每分钟 9 次，高兴时每分钟 17 次，愤怒时每分钟 40 次，恐惧时每分钟 64 次。情绪反应时，脑电、皮肤电也随着情绪的变化而变化。由于情绪过程中，总是伴有生理活动的可计量指标，因此人们可以用这样的客观指标来了解人的情绪反应程度。

测谎仪可以看作一种情绪探测仪

不同情绪状态呼吸次数	生理图像
高兴时——17次/分	
消极悲痛时——9次/分	
积极动脑时——20次/分	
恐惧时——64次/分	
愤怒时——40次/分	

学习笔记

姓名：________ 班级：________ 日期：________

知识点 6："1+X"老年人情绪变化的特点

（1）自尊感与自卑感共存。自尊感是指他人的言行满足尊重自己的需要所产生的一种情感。凡是自我评价积极、自我肯定、自我尊重的人，其自尊感比较强。老年人一般都有较强的自尊感。这是一种积极的情绪，可以起自我约束、自我激励的作用。例如，不少老年人并不愿意别人处处对自己小心照顾，因为那样反而容易让他产生无能感和衰老感；当自尊感的需要不能得到应有的满足时，老年人往往会以愤怒的情绪表现出来，或者产生自卑感。

（2）空虚感与孤独感共生。空虚感是指个体在空闲状态对时间高估，不知如何打发而产生的一种内心体验。老年人离退休或子女长大离家后，可支配的时间增多，如果没有新的内容来充实，缺乏自己感兴趣的活动，就会感到百无聊赖。空虚感是一种消极情绪，容易引起老年人失眠、情绪不宁、对周围事物丧失兴趣，甚至对人生感到悲观失望。

（3）焦虑感与抑郁感相伴。焦虑感是指个体在面临现实存在的或预计出现的对自身会产生某种威胁的客观事物时所引起的一种心理体验。老年期是角色转变最频繁的时期，有些老年人或因不适应新角色或因没有及时退出旧角色而引起角色冲突，手足无措，产生焦虑感；有些老年人或因退休后收入减少，经济窘迫或因担心自尊心受到损害而产生焦虑感。从积极方面看，焦虑感起到增强老年人改变现状紧迫性的作用，但在更多的情况下焦虑感给老年人带来消极作用。

（4）衰老感和怀旧感同现。衰老感是指个体面临正常生理衰老现象或退休、丧偶等生活事件而产生的“老不中用了”的心理体验。它使老年人受消极自我暗示的影响，加剧大脑功能的衰老甚至病变，从而产生短期记忆明显下降，临时遗忘显著；在态度和行为方面变得固执、怪僻，过度关注自身的生理变化，自我封闭；严重的衰老感甚至会引发濒死感。

注：此部分内容为“1+X”老年照护职业技能（中级）考点。

知识点 7：老年人不良情绪情感的危害

平常我们在生活中常有这样的说法，那就是“老小孩”，意思就是许多老年人上了年纪看起来像小孩，动不动就会耍起脾气来。老年人的不良情绪会有哪些危害呢？

1. 损害身体健康

情绪的不稳定对人体有极大的伤害，特别是对于老年人来说，情绪不稳定可能就是致命的。情绪与人体的免疫系统可谓是孪生兄弟，如果情绪出现不稳定，就会使免疫功能下降，从而让各种疾病有可乘之机。这些不良的情绪对老年人的危害更加严重，当出现激动的情绪时，交感神经会直接抑制胰岛素分泌，从而引起胰岛 β 细胞的功能障碍，使胰岛素分泌不足的倾向被最终固定，进而导致糖尿病；当脾气过分暴躁的时候，除了会导致血糖升高之外，还有可能会导致心跳加快、血压升高等。当老年人情绪激动时，

学习笔记

姓名：________ 班级：________ 日期：________

很可能诱发血压突然升高，严重可引发脑卒中、心力衰竭、猝死等。高血压是中老年人的常见疾病，而且还是导致死亡的主要疾病之一，因此老年人必须要注意控制自己的情绪。

2. 影响心理健康

老化情绪是老年人特有的一种精神神经反应，会严重损害老年人的心理健康，并由此引发各种生理和心理疾病。在日常生活中主要有四个方面的不良情绪会影响老年人的心理健康。

（1）衰老和疾病。老年人体力和记忆力都会逐步下降，从而引起一系列生理和心理上的退行性变化。这种正常的生理变化会严重影响老年人的心理健康，并带来诸多身心不适和痛苦。在衰老的基础上若再加上疾病，有些老年人就会产生忧愁、恐惧心理。

（2）环境变化。周围环境的突然变化，以及社会和家庭人际关系的影响，老年人往往难以适应，从而损害老年人的心理健康，加速衰老过程。

（3）精神。精神创伤对老年人的生活质量、健康水平有重要的影响。有些老年人因陷入痛苦和悲伤之中不能自拔，久而久之必将有损心理健康。

（4）情绪和情感。随着老年人的生理机能的退化和健康状况的衰退，子女不在身边等原因，都会使老年人情绪出现波动，对老年人心理健康造成影响。

3. 丧失生活兴趣

老年人退休后，各方面都会出现变化，尤其会出现不良情绪。心理上首先会出现较重的失落感，从而干扰情绪，影响心理平衡。有的人总认为自己老了，不中用了，单位和家庭不再需要自己了，心中更容易感到失落，沉默寡言，足不出户。另外，还有些老年人离开工作岗位以后，随着社交活动和人际交往的减少，容易产生孤独、压抑的心理。若子女远走高飞或另立门户，老年人独居“空巢”，极易产生孤独、被遗弃的心理。有些老人即使与子女生活在一起，若子女不孝顺，不关心，不注重与老人交往，也会使老人感到孤独。此外，若老伴病逝，时间一长则容易产生“与世隔绝”“孤立无援”的心境，会出现悲观失望，甚至抑郁、绝望的情绪。

4. 产生行为偏差

老年人的不良情绪会导致心理不健康，心理不健康会产生行为偏差。行为偏差一般指个体及群体存在偏离大多数正常人所具有的心理行为的某些现象。当医学上诊断欠明确时，泛指各种心理不健康现象。偏差行为，顾名思义，指偏畸、不正常的行为，与不良适应行为（或称适应欠佳行为）、问题行为或反社会或非社会行为等被通称使用。行为偏差可涵盖情绪障碍、性格异常、行为异常或由身体、智能等因素而衍生的不良适应行为。老人的偏差行为大致体现在以下几个方面：

（1）外向性行为问题：通称的违规犯过行为或反社会行为，包括不合作、反抗、不守规律、撒谎偷窃、打架、破坏、捣乱、伤害等。

（2）内向性行为问题：通称的情绪困扰或非社会行为，包括畏缩、消极、不合作、

学习笔记

姓名：________ 班级：________ 日期：________

过分依赖、自虐、自杀行为等。

（3）焦虑症候群：由过度焦虑引发而来，有明显的身体不适症状或强迫性行为，通常为神经官能症或“神经质行为”，如紧张、发抖、呕吐、恶心、心胸不适、全身无力、过度焦虑引起的强迫性思考及强迫性动作等。

（4）精神病症候：行为明显地脱离现实，属于严重的心理病态，包括精神分裂症、躁郁症等。

5. 影响人际交往

一些老年朋友退休之后失去了与社会的联系，情绪开始变得压抑、苦闷、悲观，对待事物的开放形式会逐渐下降，对新鲜事物的包容和他人意见的接受会越来越难，性格就会变得更封闭，给人以僵化、保守、固执等印象，严重影响人际交往。对于性格内向或人际交往方面存在障碍的老年人来说，如果他们的情感需求得不到满足，则可能产生抑郁、焦虑、悲观等心理障碍，会进入恶性循环的状态。

案例

65岁老人抢夺方向盘

一位65岁的老人因为和人聊天，导致自己没有注意听报站，公交车正常起步之后，老人才发现自己过站了，然后要求司机停车。司机说这里不能停车，需要等下个站才可以停车，让他稍微等下。老人一下子就生气了，说怎么不可以停车，我就在这里下车，你开到下个站去我要走很远。司机没有答话。老人更生气，于是出手抢夺方向盘。司机见到老人来抢方向盘，一直死死地抱着方向盘，找到合适的位置将车停了下来，之后拿出电话报警，最后警察赶来将老人带走。

资料来源：时趣.65岁老人抢夺公交车方向盘，只因坐过站，女司机一动作获网友称赞.（2018-11-12）［2022-03-04］. https://baijiahao.baidu.com/s?id=1616898033046153441.

问题：1. 不良情绪情感的危害有哪些？

2. 女司机的行为体现了什么品质？

思政育人

司机情绪稳定，不受外界干扰，面对危险，临危不乱，紧握方向盘，保全整车人的安全，表现了很强的职业精神和与人为善的品质，体现了社会主义核心价值观的敬业、友善。

学习情境的技能点

技能点1：“1+X”焦虑情绪状态的评估

焦虑是对亲人或自己生命安全、前途命运等的过度担心而产生的一种烦躁情绪。老

学习笔记

姓名：＿＿＿＿ 班级：＿＿＿＿ 日期：＿＿＿＿

年人由于年龄渐长，身体功能退化，经常有这种情绪问题。它与危急情况和难以预测、难以应付的事件有关，事过境迁，焦虑就可能解除。如无客观原因而长期处于焦虑状态，以致出现坐卧不宁、惶惶不安等症状。这种异常焦虑，属精神疾病的一种表现。

实操

1. 评估老人的基本情况

评估老人的面部表情、行为举止、睡眠情况、是否经历创伤事件等。

2. 量表评估

汉密尔顿焦虑量表（Hamilton anxiety scale，HAMA）由汉密尔顿于 1959 年编制，是精神科临床中常用的量表之一，包括 14 个项目，主要涉及躯体性焦虑和精神性焦虑两大类因子结构。《CCMD-3 中国精神疾病诊断标准》将其列为焦虑症的重要诊断工具，可用于评估老人的焦虑症状，及干预 2 ～ 6 周后焦虑症状的改善情况，比较焦虑症状的严重程度和症状的变化。

（1）评估员 2 人。

（2）评估方法：交谈和观察。

（3）评分要求：2 名评估员独立评分。

（4）测验材料：汉密尔顿焦虑量表。

项目	等级				
	无症状	轻	中等	重	极重
焦虑心境	0	1	2	3	4
紧张	0	1	2	3	4
害怕	0	1	2	3	4
失眠	0	1	2	3	4
认知功能	0	1	2	3	4
抑郁心境	0	1	2	3	4
躯体性焦虑：肌肉系统	0	1	2	3	4
躯体性焦虑：感觉系统	0	1	2	3	4
心血管系统症状	0	1	2	3	4
呼吸系统症状	0	1	2	3	4
胃肠道症状	0	1	2	3	4
生殖泌尿系统症状	0	1	2	3	4
自主神经系统症状	0	1	2	3	4
会谈时的行为表现	0	1	2	3	4

学习笔记

姓名：________ 班级：________ 日期：________

（5）项目和评定标准：HAMA 所有项目采用 0～4 分的 5 级评分法，各级的标准为：0—无症状，1—轻，2—中等，3—重，4—极重。

- 焦虑心境：担心、担忧，感到有坏的事情要发生，容易被激惹。
- 紧张：紧张感、易疲劳、不能放松、易哭、颤抖、感到不安。
- 害怕：害怕黑暗、陌生人、一人独处、动物、乘车或旅行及人多的场合。
- 失眠：难以入睡、易醒、睡得不深、多梦、梦魇、夜惊、睡醒后感到疲倦。
- 认知功能：注意力不能集中，记忆力差。
- 抑郁心境：丧失兴趣、对以往爱好的事物缺乏快感、忧郁、早醒。
- 躯体性焦虑（肌肉系统）：肌肉酸痛、行动不灵活、肌肉经常抽动、牙齿打战、声音发抖。
- 躯体性焦虑（感觉系统）：视物模糊、发冷发热、软弱无力、浑身刺痛。
- 心血管系统症状：心悸、胸痛、血管跳动感、昏倒感。
- 呼吸系统症状：时常感到胸闷、窒息、呼吸困难。
- 胃肠道症状：吞咽困难、嗳气、食欲不佳、消化不良（进食后腹痛、胃部烧灼痛、腹胀、恶心、胃部饱胀感）、肠鸣、腹泻、体重减轻、便秘。
- 生殖泌尿系统症状：尿意频繁、尿急、停经、性冷淡、过早射精、勃起不能、阳痿。
- 自主神经系统症状：口干、潮红、苍白、易出汗、易起“鸡皮疙瘩”、紧张性头痛、毛发竖起。
- 会谈时的行为表现：

一般表现：紧张、不能松弛、忐忑不安、咬手指、紧握拳、摸弄手帕、面肌抽动、不停顿足、手发抖、皱眉、表情僵硬、肌张力高、叹息样呼吸、面色苍白；

生理表现：吞咽、频繁打呃、安静时心率快、呼吸加快（20 次 / 分钟以上）、腱反射亢进、震颤、瞳孔放大、眼睑跳动、易出汗、眼球突出。

（6）评估计分。HAMA 的得分分为总分和因子分。总分即所有项目评分的算术和，为 0～56 分。HAMA 有两个因子，每个因子所包含的所有项目得分总和即因子分。躯体性焦虑因子：由躯体性焦虑（肌肉系统）、躯体性焦虑（感觉系统）、心血管系统症状、呼吸系统症状、胃肠道症状、生殖泌尿系统症状和自主神经系统症状等 7 项组成。精神性焦虑因子：由焦虑心境、紧张、害怕、失眠、认知功能、抑郁心境以及会谈时的行为表现等 7 项组成。

（7）结果解释。HAMA 总分能较好地反映焦虑症状的严重程度。总分可以用来评价焦虑和抑郁障碍患者焦虑症状的严重程度和对各种药物、心理干预效果的评估。按照我国量表协作组提供的资料：总分≥ 29 分，可能为严重焦虑；≥ 21 分，肯定有明显焦虑；≥ 14 分，肯定有焦虑；超过 7 分，可能有焦虑；如小于 7 分，便没有焦虑症状。一般来说，HAMA 总分高于 14 分，提示被评估者具有临床意义的焦虑症状。

注：此部分内容为“1+X”老年照护职业技能（高级）考点。

学习笔记

姓名：________ 班级：________ 日期：________

技能点 2："1+X"老年抑郁评估

抑郁情绪与抑郁症不同，正常人的抑郁情绪是基于一定的客观事物，事出有因。而抑郁症则是病理情绪抑郁，通常无缘无故地产生，缺乏客观精神应激的条件，或者虽有不良因素，但是"小题大做"，不足以真正解释病理性抑郁征象。抑郁障碍是老年人最常见的精神障碍。随着社会的进步和发展，人们生活质量和医学水平的提高，大众医疗保健知识的普及，人类平均寿命在逐渐延长，65 岁以上老年人情绪障碍发病率占 12% ～ 25%。

实操

1. 评估老人的基本情况

评估老人的面部表情、行为举止、睡眠情况、是否经历创伤事件等。

2. 量表评估

老年人抑郁量表（GDS）专用于老年人抑郁的筛查。本量表为 56 岁以上者的专用抑郁筛查量表，而非抑郁症的诊断工具，每次检查需 15 分钟左右。临床主要评价 56 岁以上者以下症状：情绪低落，活动减少，易激惹、退缩，以及对过去、现在和未来的消极评价。但 56 岁以上者食欲下降、睡眠障碍等症状属于正常现象，使用该量表有时易误评为抑郁症。因此分数超过 11 分者应做进一步检查。

（1）评估员 2 人。

（2）评估方法：口述或书面回答。

（3）评分要求：2 名评估员独立评分。

（4）测验材料：老年人抑郁量表（GDS）。

指导语：选择最切合您最近一周来的感受的答案（是，否）。

姓名： 性别： 年龄： 文化程度： 编号：			
题号	题目	回答	
1	你对生活基本上满意吗？	是	否
2	你是否已放弃了许多活动与兴趣？	是	否
3	你是否觉得生活空虚？	是	否
4	你是否常感到厌倦？	是	否
5	你觉得未来有希望吗？	是	否
6	你是否因为脑子里一些想法摆脱不掉而烦恼？	是	否
7	你是否大部分时间精力充沛？	是	否
8	你是否害怕会有不幸的事落到你头上？	是	否
9	你是否大部分时间感到幸福？	是	否
10	你是否常感到孤立无援？	是	否

学习笔记

姓名：________ 班级：________ 日期：________

续表

11	你是否经常坐立不安，心烦意乱?	是	否
12	你是否希望待在家里而不愿去做些新鲜事?	是	否
13	你是否常常担心未来?	是	否
14	你是否觉得记忆力比以前差?	是	否
15	你觉得现在活着很惬意吗?	是	否
16	你是否常感到心情沉重、郁闷?	是	否
17	你是否觉得像现在这样活着毫无意义?	是	否
18	你是否总为过去的事忧愁?	是	否
19	你觉得生活很令人兴奋吗?	是	否
20	你开始一件新的工作很困难吗?	是	否
21	你觉得生活充满活力吗?	是	否
22	你是否觉得你的处境已毫无希望?	是	否
23	你是否觉得大多数人比你强得多?	是	否
24	你是否常为些小事伤心?	是	否
25	你是否常想哭?	是	否
26	你集中精力有困难吗?	是	否
27	你早晨起来很快活吗?	是	否
28	你希望避开聚会吗?	是	否
29	你做决定很容易吗?	是	否
30	你的头脑像往常一样清晰吗?	是	否

（5）评估计分。30个条目中，10条用反序计分，即问题1、5、7、9、15、19、21、27、29、30，回答“否”表示抑郁存在。其余20条用正序计分，回答“是”表示抑郁存在。每项表示抑郁的回答得1分。

（6）结果解释。量表共有30个条目，每个条目后括号内的回答表示抑郁可能的得1分。用于一般筛查目的时建议采用：总分为0～10分，属正常；11～20分，为轻度抑郁；21～30分，则为中重度抑郁。痴呆严重时GDS效度下降。GDS在其他年龄段同样适用。

注：此部分内容为“1+X”老年照护职业技能（高级）考点。

知识拓展

情绪对行为的影响

组织管理的对象是人，而人的情绪好坏会直接影响人的活动能力和工作效率。一般来讲，正面的情绪能够起到促进协调和组织的作用，它有利于劳动者工作效率的提高。

学习笔记

姓名：________ 班级：________ 日期：________

实验证明，中等愉快水平可以使智力劳动达到较优的效果。如果兴趣和愉快结合起来，相互作用、相互补充，能为智力活动和创造性工作提供最佳的情绪背景。情绪对人的行为的消极影响来自诸如焦虑、挫折感等负面情绪所引起的破坏、瓦解和干扰作用。实验也证明了焦虑使人的认知水平和操作效率下降；挫折感使人的行为具有攻击、冷漠、幻想、退化、固执和妥协等倾向。此外，悲哀、愤怒、倦怠等消极心境会使人感到厌烦、消沉、枯燥无味，对人的创造性思维产生一系列消极影响，如害怕承担风险、过分追求稳定的秩序、过早地做出判断、酝酿能力降低等。

心理学家通过实验证明，惧怕是破坏性最大的情绪，痛苦则通过其压抑效应对智力操作起干扰、延缓的作用，而愤怒又有所不同，它比痛苦和惧怕有更大的自信度，从而使人在情绪释放后获得更好的工作效果。但是，如果愤怒情绪在体内积累而没有得到释放时，就会同其他负面情绪一样起到负面作用。

组织管理人员要想方设法掌握和控制员工的情绪，帮助员工克服消极的情绪，保持积极的情绪状态，从而保持生产和工作效率的持续高涨。例如，根据赫布（Hebb）对焦虑进行的研究，员工在适中的紧张情绪状态下的操作水平较高，而在身心完全放松和高度紧张情绪状态下的操作水平都较低，在工作和生产中应该使员工产生中等程度的焦虑，从而使他们发挥出最高的工作效率。

情绪问题引发七成
老年人睡眠障碍

学习笔记

姓名：________ 班级：________ 日期：________

学徒实践

1. 识别老年人情绪问题

利用服务学习或跟岗学徒的机会，用情绪情感相关知识识别老年人情绪问题。请将你观察和了解到的服务老人的行为表现和情绪表现填入下表。

老人行为表现			老人情绪表现		

2. 评估老年人的情绪问题

请同学们用汉密尔顿焦虑量表（HAMA）和老年人抑郁量表（GDS）评估服务老人是否有情绪问题，并将工作过程和评估结果粘贴在粘贴作业处。

粘贴作业处

粘贴作业处

评价反馈

教师对学生完成的几项任务进行评价，并将评价结果填入下表中。

学习情境1　识别老年人的情绪情感			
评价项目		完成质量评价	
		分值	得分
识别老年人的情绪问题	教师评估	10	
	同学互评	10	
	服务老人评估	10	
评估老年人的情绪问题	教师评估	10	
	同学互评	10	
	服务老人评估	10	

学习笔记

姓名：＿＿＿＿　班级：＿＿＿＿　日期：＿＿＿＿

学习情境 2

积极心理治疗

学习情境描述

面对突如其来的疫情，老年人属于易感人群，更需要尽量减少人际接触，在这种情况下，有什么好的方法既能够帮助老年人调适情绪，又能有助于老年人提高抵御病毒的能力？前面学习的缅怀往事疗法等需要人际互动的方法显然不符合疫情期间减少人际接触的要求。老年人情绪状态不好会导致免疫力下降，那么有什么好的方法能够解决上述问题，让老年人保有积极的情绪、健康的精神状态呢？

学习目标

素质目标

1. 养成热爱养老事业、积极向上的心态；
2. 拥有大爱情怀，坚持志愿服务的劳动精神；
3. 要懂得感恩，做到乐老、孝老。

知识目标

1. 掌握积极心理治疗三原则和方法；
2. 掌握积极心理治疗的作用。

能力目标

1. 会积极心理治疗的具体操作；
2. 能够应用积极心理疗法指导老年人活动；
3. 能够应用积极心理疗法帮助老年人改善情绪，提高心理健康水平。

任务书：掌握积极心理治疗的方法

任务分析：工作时的我才是最美丽的

李兰娟院士在抗疫期间或是普及病毒的认识，或是与医护人员共同商讨诊疗方案，每天只睡 3 小时，不分日夜地忘我工作。大家都希望她多休息一下，李兰娟院士却说，没什么好休息的，我认为工作时的我才是最美丽的，能够为抗击疫情、为挽救病人生命做出贡献才是最大的快乐。

思政育人

李兰娟院士奋不顾身地奔往疫情前线的勇气，随时做好为国尽忠准备的精神，无私奉献的敬业精神，舍小我为大我的爱国精神值得我们学习。

请同学们阅读任务分析，回答任务清单中的问题。

任务分组

班级			组号		指导老师	
组长			学号		任务	
组员	姓名	学号	任务	姓名	学号	任务

任务清单

找出三个能够体现李兰娟院士精神品质的描述		
李兰娟院士最大的快乐是什么		
从李兰娟院士身上找到永葆老年人健康快乐的秘诀		

学习笔记

姓名：________ 班级：________ 日期：________

学习情境的相关知识点

知识点 1：积极心理治疗的概念

积极心理学是心理学领域的一场革命，也是人类社会发展史中的一个新里程碑。它倡导心理学的积极取向，以研究人类的积极心理品质、关注人类的健康幸福与和谐发展。积极心理学是由美国心理学家马丁·塞里格曼提出的。积极心理疗法是以积极心理学思想为理论指导，强调个人的实际和潜在的能力和心理社会因素的重要性，把患者理解为有自助能力的个体，消除病人的消极想象，从而达到治疗的目的心理疗法。积极心理治疗的发起人是德国的诺斯拉特·佩塞斯基安博士。积极心理治疗（positive psychotherapy）概括地讲，就是通过调动人的积极情绪，并在此基础上通过一系列方法激发个体自身的内在积极潜力和优秀品质以调节情绪，使个体成为一个健康人。

马丁·塞里格曼

佩塞斯基安

卡内基梅隆大学心理学教授谢尔顿·科恩（2003）曾做过一项研究，在测量了 334 名成年人的积极与消极情绪后，给每个人的鼻子里滴入感冒病毒，然后进行隔离观察。结果发现，积极情绪多的人更不容易感冒。

除了普通感冒，科恩还对流行性感冒（由流行病毒引起的呼吸道感染）做了实验，结果是一样的，积极情绪多的人也不容易患流感。由实验结果可见，积极情绪可以降低大约 1/3 患感冒或者流感的概率。科恩教授同时总结了积极情绪对身体健康的积极影响：有更少的疾病症状、疼痛；在家老人的中风风险更低；冠心病病人复发住院的概率更低；对孕妇生产更有利。所以，如果我们在困难时期仍然可以为自己创造更多的积极情绪的话，我们的免疫系统会更强一些，也更不容易生病。在疫情常态化的今天，积极情绪可以降低我们需要去医院的概率。同时，主动追求能带来积极情绪的活动也可以使身体更加强壮。

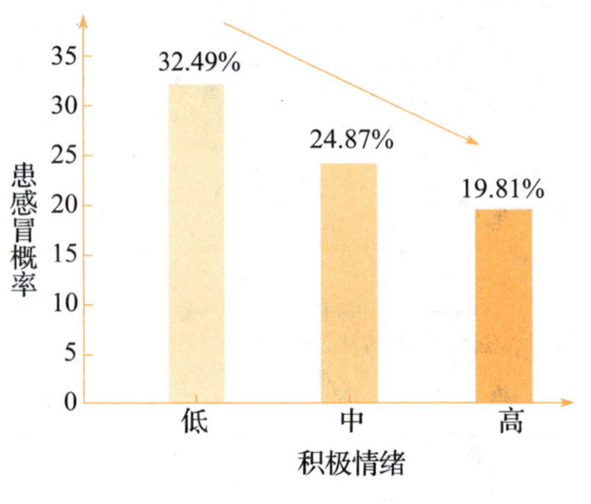

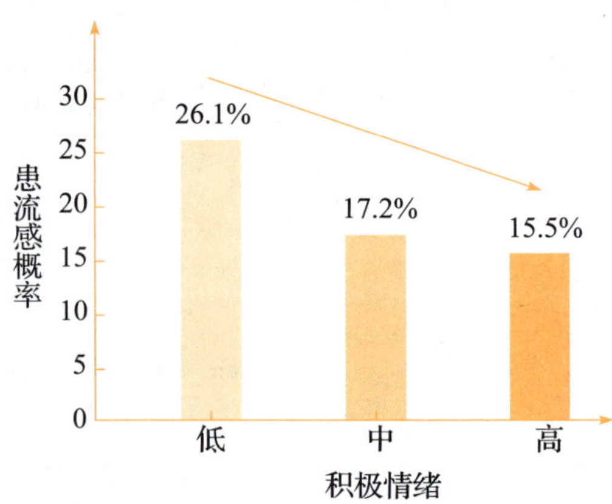

学习笔记

姓名：＿＿＿＿＿ 班级：＿＿＿＿＿ 日期：＿＿＿＿＿

知识点 2：积极心理治疗的特点

关于积极心理治疗的疗效研究表明，和对照组相比，对抑郁病人采用积极心理疗法的实验组抑郁指数大幅下降，且效果持续达一年以上。

在一项为期 14 周的完整积极心理治疗实验中，病患被分为 3 组：第 1 组 PPT——积极心理疗法；第 2 组 TAU——传统心理疗法；第 3 组 TAUMED——传统心理疗法 + 抗抑郁药物。三组来访者的抑郁程度相当，在起点相同的基础上，14 周之后，积极心理疗法的疗效显著高于另外两组，甚至比吃药都强。从积极心理治疗的疗效研究可以总结出积极心理治疗的特点是疗效快、效果显著、效果持久。

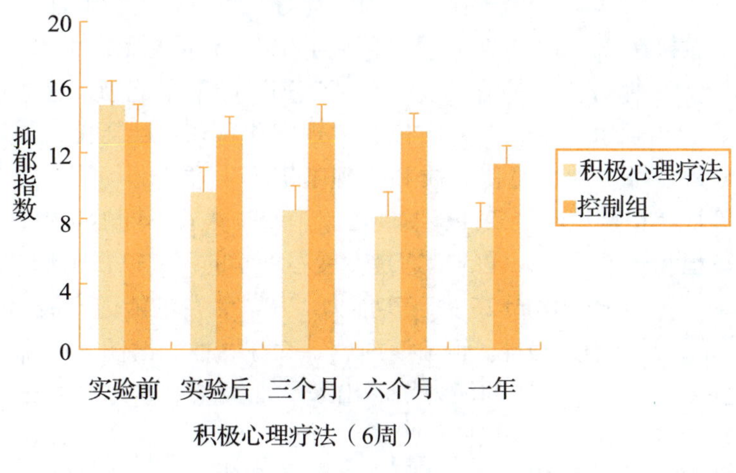

积极心理疗法（6周）

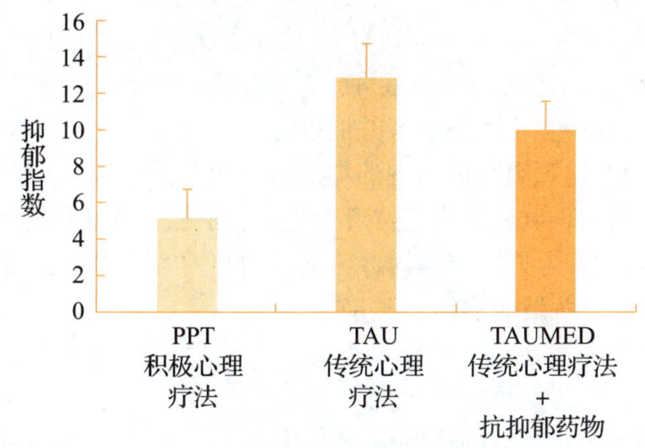

积极心理疗法（14周）

经过广泛的跨文化调研和对大量案例的总结，积极心理治疗拥有了一系列的不同工具，用于调研、诊断、治疗。1992—1997 年，德国卫生部门成立了一个专家小组，对接受过积极心理治疗的病人进行了追踪调查，结果是疗效显著，复发率极低。该研究过程和结论发表于 1999 年《欧洲精神病学报》第二期。

学习笔记

姓名：________ 班级：________ 日期：________

知识点 3：积极心理治疗的原则

积极心理治疗的创立目的，就是要寻求一种普遍的、跨文化的、看到问题的本质和全面的心理疗法。与所有的心理疗法一样，它的基础是对“人”的认识，对冲突的认识，对症状的认识，以及对“治疗”本身的认识和研究。归纳起来，积极心理治疗的理论基础可以用“三个原则”来描述。

（1）希望原则。积极心理治疗认为，人生而高贵，因为人与生俱来拥有两个基本能力：“爱”的能力和“认知”的能力。如果说“人之初性本善”，这个“善”字的具体含义也是指这两个基本能力，一个是理智力，另一个是情感能力。“爱”的能力又包括“去爱”和“被爱”，“认知”的能力又可分为“学习”和“表达”能力。

佩塞斯基安教授在 20 多年的时间里，研究了 18 个不同的文化团体后，得出了“现实能力”的理论。尽管每个人都有“爱”和“认知”的基本能力，在人的社会化进程中，有三个因素影响了每一个人的基本能力“现实化”和“社会化”。这三个因素是：身体 / 生物学因素，每个人的遗传特质和生理基础不一样；环境因素，包括家庭、民族、文化传统等社会和自然环境条件；时间因素，每个人在不同的年龄，随着时间的变化，社会化的过程和结果是不一样的，这是发展心理学的研究已得出的结论。在这三个因素的影响下，基本能力分化成 26 种现实能力。从“爱”的能力发展出来的现实能力称为“原发能力”，包括爱、榜样、耐心、时间、交往、性、信任、自信、希望、信仰、怀疑、坚定、整合；从“认知”的能力发展出来的现实能力称为“继发能力”，包括准时、清洁、条理、顺从、礼貌、坦白、忠诚、公正、成就、节俭、信赖、谨慎、精确。这 26 种能力的组合应用，构成了一个人的行为模式和他的社会功能模式。

积极心理治疗常把人比喻为一个共有 26 颗宝石的矿藏。由于种种原因，有的宝石打磨得非常好，有的宝石还与泥沙一起埋于矿洞深处。“治疗”的过程，或者说一个人的成长过程，就是将这些宝石挖掘出来并加以打磨的过程。肯定会有泥沙，肯定会有打磨不当，肯定会有想要这颗宝石但出现的却是另一颗宝石等情况。然而，我们确知那里有 26 颗宝石，无论这个矿洞显得多么贫瘠、危险、糟糕，这就是希望原则。

（2）平衡原则。平衡原则重点探讨冲突的动力与内容。积极心理治疗认为，健康的人不是没有冲突的人，而是能够恰当地应对冲突的人，对冲突的应对不当是导致心身疾病的原因。佩塞斯基安教授在研究了 18 种不同文化背景的人对冲突的处理方式之后，发现尽管每一个个体的问题千差万别，但作为一个整体，人们都需要平衡地关注自身生活的四个主要领域，即身体、成就、关系和未来。一个身心健康的人，会尽量把自己的精力平均分配到各个领域，

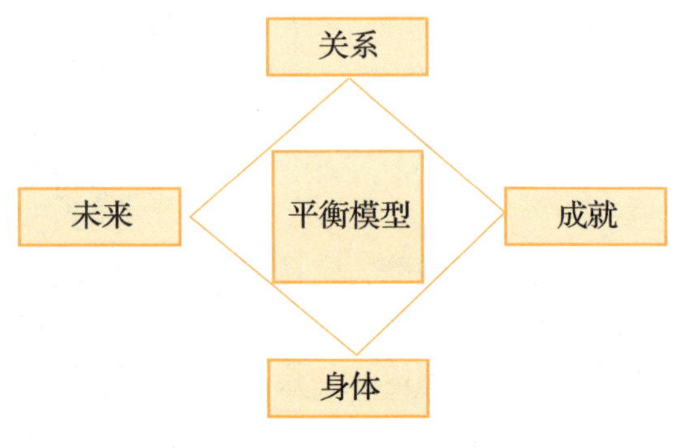

学习笔记

姓名：________ 班级：________ 日期：________

而不是顾此失彼，这就是积极心理治疗的整体概念。如果一个人不能保持自己的四个生活领域处于均势，从而过多关注和发展自己的某一个领域，或是过分忽视自己的某一个领域，失衡的生活就会造成各种心理冲突，甚至引发各种心因性的疾病。我们能够处理好这四个方面的关系，使这四个领域均势发展，就会使个体处于一种平衡状态。当我们的生活失去平衡时，也即某一或某些方面被忽视，我们的资源也会是失衡的，因此冲突极易发生，我们的应对也常常是失衡的，不但无助于解决冲突，甚至有可能加剧或引发新的冲突。因此，平衡模型可以评估一个人的心理状态。

（3）磋商原则。磋商原则是对心理治疗的整体研究、理解和把握。对于心理治疗工作者和来访者的关系，不同疗法有不同的认定和处理。积极心理治疗认为，来访者是对自己的生活和状态了解最全面的人，治疗师 / 咨询师的分析和解释起到的是补充和启发的作用。因此，心理治疗工作应该是一个合作完成的“项目”，治疗师 / 咨询师和来访者的关系是合作的关系，合作的目标是完成双方一致同意的治疗目标。因此，在心理治疗的过程中，来访者不是被动的、承受的，而是主动参与的；治疗师 / 咨询师也不是控制或主导的，而是协作的。来访者的“自助”，不仅仅是治疗过程中的自助，事实上，他生存到今天，应对了种种事件和冲突，正是他“自助”的结果。至于未来，仍要靠他的“自助”去应对。因此，治疗的过程应是增加其“自助”能力的过程，这样，治好的不仅是“病”，还有人。

利用平衡模型判定心理状态

学习情境的技能点

技能点 1：积极心理治疗——感恩

研究发现，感恩的人更健康。感恩不仅可以提升积极情绪，而且还能降低容易引发疾病的孤独感。在常态化疫情时期，大家都减少了与外界的接触，这种人际隔离特别容易使人感到孤独，但感恩能降低我们的孤独感。

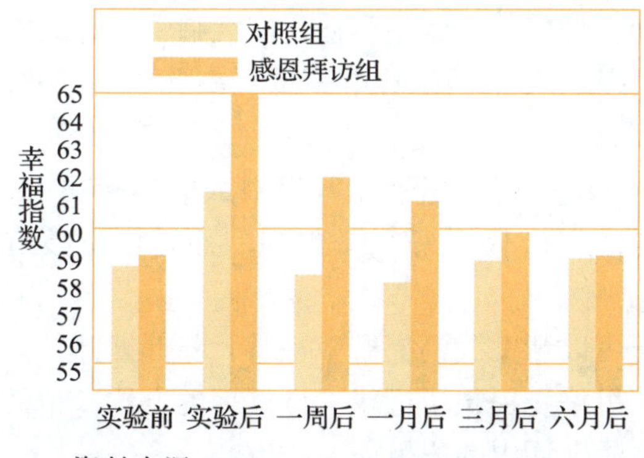

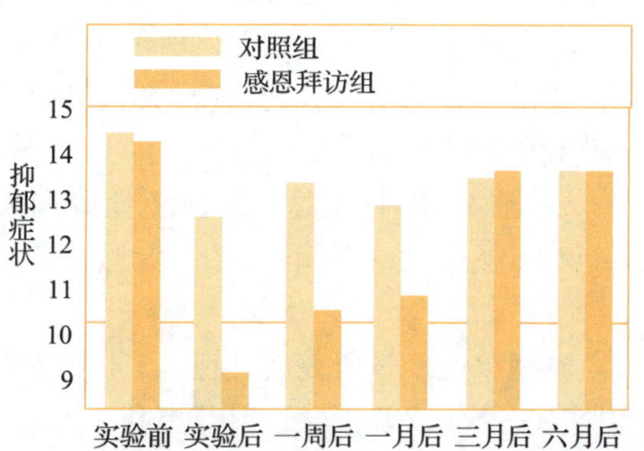

资料来源：Seligman M E, Steen T A, Park N, Peterson C. Positive Psychology Progress: Empirical Validation of Interventions. American Psychologist, 2005, 60(5).

学习笔记

姓名：＿＿＿＿　班级：＿＿＿＿　日期：＿＿＿＿

从实验对照数据我们可以看到，写下感恩信，进行感恩拜访之后，人们的幸福指数会飙升，即使在三个月后也同样有效。同时，抑郁症状会出现断崖式下降。由此可见，感恩拜访的作用是巨大的。

实操 感恩信

请你想一想，有没有你一直想感谢的人，但却没有正式感谢过？你想对他说些什么呢？你可以把这些话写下来，发给他，或者在微信语音中念给他听，或者拍个照片发给他。当然，最好能手写，增加仪式感。如果实在没有手写的习惯，推荐大家按下面这个格式写在短信中，不过不要写得太短，只是一句“谢谢你，我爱你”，是不够的。

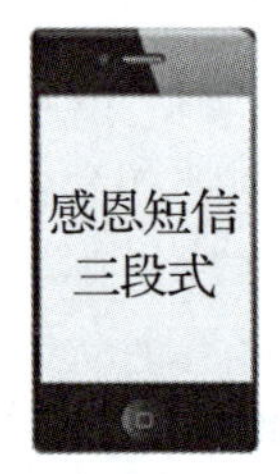

1 称呼对方

2 感恩的事

3 感恩的话

技能点 2：积极心理治疗——三件好事

在现实生活中，人类的本性会倾向于对坏的信息更加注意。比如，刚才我们讲到“积极情绪会让人更不容易感染流感”。如果我是一个自媒体作者，希望写一篇 10 万 + 的文章，我就不会这样表述，我可能就会写为：“不快乐的人更容易感染流感”，因为这样的坏消息会更容易引起关注。同样，如果有人说“快买这个股票，可以赚一万元”，另一个人说：“快卖那个股票，不然会亏一万元”。后面的那个坏消息更会促使人们马上行动，因为人们对负面的损失和厌恶会更敏感。

这就是心理学家罗伊·鲍迈斯特（Roy Baumeister）总结出的规律：坏比好更强大，即“负面偏差”。从人类大脑的扫描图像中，我们可以更清晰地看到这一点。负面情绪激发的大脑反应区域会大得多，也强烈得多。这会刺激我们对负面情绪产生更为强烈的反应，促使我们更用心地去处理负面情绪。这就是“负面偏差”在我们大脑中固有的机制。为什么人类的大脑要这样对待我们呢？因为坏事的后果比好事更严重、更不可逆，因此我们需要特别注意坏事。

负面偏差的特点是：坏印象比好印象更容易形成，坏事比好事对人的影响更大，坏行为比好行为更影响关系，大脑对坏刺激的反应比对好刺激更强烈而且留下痕迹更深。

塞里格曼经过研究后发现，三件好事练习可以帮助我们提升幸福感，降低抑郁，只要坚持一直做，幸福感会节节高升。因此，塞里格曼提出了记录三件好事的方法，帮助人们改变思维模式和视角，鼓励人们更多去关注生活中的积极面。

学习笔记

姓名：________ 班级：________ 日期：________

三件好事的实际效果

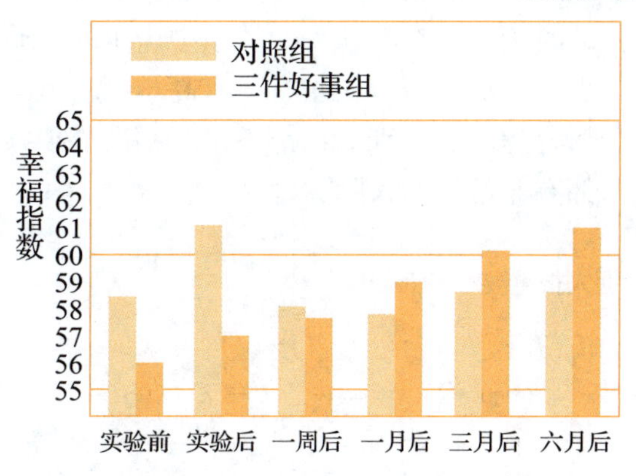

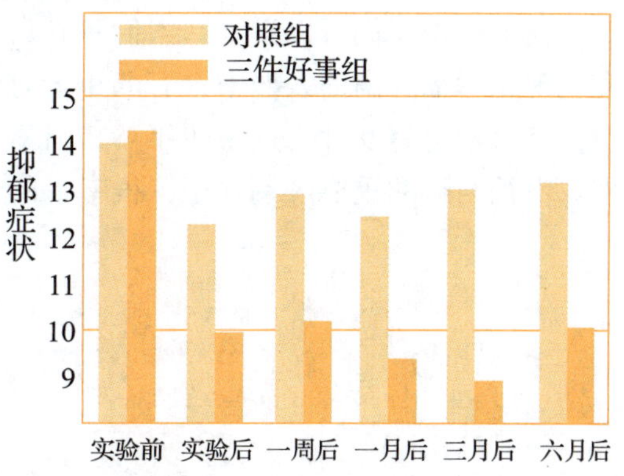

资料来源：Seligman M E, Steen T A, Park N, Peterson C. Positive Psychology Progress: Empirical Validation of Interventions. American Psychologist, 2005, 60(5).

实操　三件好事

每天晚上在日记本或工作手册上写下今天发生的三件好事，或是睡前躺在床上想这一天发生的三件好事。这些好事不是非得升职、加薪、结婚、生子那样的大事，也可以是日常生活中常见的小事，比如，读到一本好书、吃到一道好菜、听到一个亲友的好消息、在公交车上有人为你让座、孩子今天会走路了等。有意识地去关注每一天细小的好事，就是对生活的品味。

建议和家人一起做三件好事的练习，可以尝试一起坚持做 1 ～ 6 个月，除了幸福指数会提升，和家人的关系也会变得更融洽。

技能点 3：积极心理治疗——助人疗法

助人疗法，就是通过帮助他人来疗愈自己。那么助人行为有哪些好处呢？一是转移了注意力。这类人原本是将注意力聚焦在自己的压力、困难、痛苦上走不出来，但是在帮助他人的时候，注意力就转移到他人的需求、困难、痛苦上，就不会只聚焦于自己痛苦的内心世界了。二是帮助别人让这类人形成一种更积极的生活方式。当这类人觉得低落、抑郁的时候，会表现出兴趣丧失，什么都不想干，只想待在家里的状态。那么帮助他人会要求这些人走出家门与他人接触，积极融入这个世界。三是帮助别人会让这些人更加自信和有价值感。孤独、抑郁、低落都是对自我效能、自我价值感不认可，总觉得自己无所事事，一事无成。但当这类人去帮助需要帮助的人时，就可以产生一些积极的影响，让这类人觉得他们的生活、人生是有意义、有价值的。四是帮助他人有利于建立良好的人际关系。人都有感恩回报的心理，被帮助的人感受到了温暖，感受到了支持，感受到了人与人之间的连接，就会把这种温暖、支持和连接再次回报。久而久之，这类人会发现自己营造了一个特别温暖和谐、彼此支持的人际关系氛围。这种好的人际关系

学习笔记

姓名：＿＿＿＿　班级：＿＿＿＿　日期：＿＿＿＿

氛围会让这类人倍感幸福，与低落抑郁的情绪状态渐行渐远，从而走向幸福。

在下图中我们可以看到，人们感到最幸福的时刻都是在与他人的关系中产生的。研究发现，幸福感高的人群中，有的年老有的年少，有的贫穷有的富有，有高学历有低学历，有男性也有女性。这说明年龄、财富、受教育程度、性别等，都不是幸福的必要条件。幸福与否的重要区别在于：很幸福的人，都有非常好的人际关系。

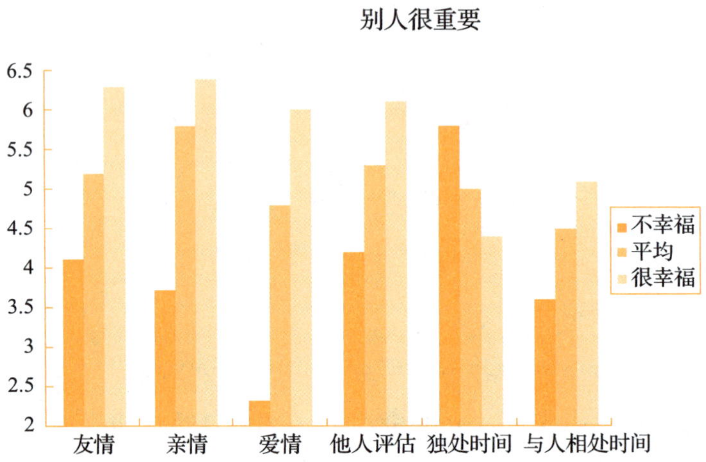

对 2 025 位老年人的五年跟踪调查显示：每周参加 2 次志愿服务活动帮助别人，甚至比每周运动 4 次更健康，比戒烟更能有效降低死亡率。

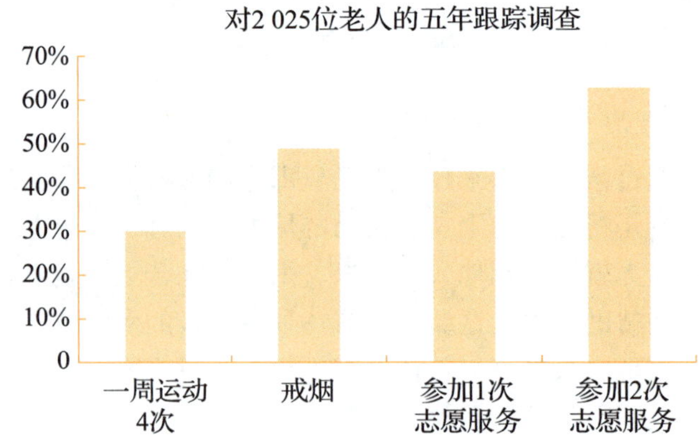

实操 助人疗法

助人疗法的方式可以有很多种，比如每天做一件让家人或亲戚朋友开心的事，或者去一些机构当志愿者，或者做日行一善的小事。

学习笔记

姓名：________ 班级：________ 日期：________

案例

助人与感恩

程度非重症的抑郁患者，可以通过帮助别人使病情好转和康复。澳大利亚农场主布莱恩在一次严重的旱灾中破产，妻子、孩子也离他而去。失去一切的布莱恩陷入抑郁，甚至尝试自杀。心理医生提出建议，让他去尝试帮助别人。自己已经这么惨了，还去帮助别人？开始布莱恩觉得很不可思议，但后来他开始为附近的流浪汉提供食宿和工作机会，帮助他们走出困境。

在做了这些助人的事之后，布莱恩发现自己的状态神奇地改变了，他重新找回了掌控感和意义感，虽然并没有变得更有钱或更有地位，但他的精神状态大大好转；之后他的妻子、孩子也回到了他的身边。后来布莱恩成立了“澳洲助人者”公益组织，整个人也有了翻天覆地的改变。所以说，帮助别人最终帮助了他自己。

思政育人

养老服务本身就是助人行为，鼓励同学们多去机构做志愿服务，用所学的知识服务老人，比如给老人写信，送老人亲手缝制的端午香囊，既助人又进行了感恩教育。

知识拓展

平衡模式是德国积极心理治疗的重要理论和诊断工具。

1. 动手体验

请取一张白纸和一支笔。在白纸上画出一个二维坐标轴，正上方代表身体，正下方代表关系，左边代表未来，右边代表成就。如果满分是 100 分，请根据自己的生活实际，计算出自己在各个领域上花费的精力是多少分？然后分别在坐标轴的四个方向上找到对应数值的点，把四个点连起来成为一个四边形。

2. 注意事项

（1）四个方向的分值加起来，总和一定是 100 分。

（2）身体打分，指的是你为自己的身体健康投入了多少精力，比如有营养的美食、运动、按摩等。

（3）关系打分，指的是你在人际交往方面投入了多少精力？

（4）成就打分，指的是你在成就方面投入了多少精力？

（5）未来打分，指的是你在为自己的未来生活方面投入了多少精力？

3. 结果解释

尽管每一个人的人生和遇到的问题都可能是千差万别的，但作为一个整体，人们都需要平衡地关注自身生活的 4 个主要领域：即身体、成就、关系和未来。一个身心健康

学习笔记

姓名：__________ 班级：__________ 日期：__________

的人，会尽量把自己的精力平均地分配到各个领域，而不是顾此失彼。这就是积极心理治疗的整体性概念。

如果一个人不能保持自己的4个生活领域处于均势，过分关注发展某一个领域，或是过分忽视某一个领域，失衡的生活就会制造出各种心理冲突，身体的内分泌和神经系统也会出现紊乱，甚至疾病。

一个身心健康的人画出的四边形，应该是一个饱满的理想正菱形。在失衡的四边形中，最常见的是"工作狂"，即除了成就坐标上拉出一个长长的尖角外，其他3个坐标上的得分都少得可怜。通常，这类平衡图的作者并不是不愿意"去干点别的"，而是不知道除了"努力工作"和"成就"之外，还有什么能让自己幸福。

积极心理学之负面偏差从何而来，如何选择？

学习笔记

姓名：________ 班级：________ 日期：________

学徒实践

1. 设计感恩活动

利用服务学习或跟岗学徒的机会，与服务老人开展感恩活动，比如写感恩信或利用端午节等为老人制作香囊等，并将工作过程和效果证明材料粘贴下方。

粘贴作业处

粘贴作业处

2. 记录三件好事

利用服务学习或跟岗学徒的机会，指导服务老人每天记录三件好事，坚持两周，采访并记录老人的感受。将老人的记录单和感受留存下来。

粘贴作业处

老人的感受：________________

____

____

____

____

____

____

____

3. 设计一个面向"三无老人"的助人活动

活动主题________________

活动内容________________

活动设计________________

活动实施________________

____

____

____

学习笔记

姓名：________ 班级：________ 日期：________

评价反馈

教师对学生完成的几项任务进行评价，并将评价结果填入下表中。

学习情境 2　积极心理治疗			
评价项目		完成质量评价	
		分值	得分
感恩活动	教师评估	10	
	同学互评	10	
	服务老人评估	10	
三件好事活动	教师评估	10	
	同学互评	10	
	服务老人评估	10	
助人活动	教师评估	10	
	同学互评	10	
	服务老人评估	10	

学习笔记

姓名：＿＿＿＿＿　班级：＿＿＿＿＿　日期：＿＿＿＿＿

学习情境 3

正念减压疗法

学习情境描述

积极心理疗法需社会支持，要借助外力。下面我们再学习一种可以不借助外力，能够自行完成，且方便、快捷、有效的，既可以自己进行训练，也可以团体进行的正念减压疗法，以满足不同需求和状况的老年人自我调节情绪。

学习目标

素质目标

1. 尊重老年人的个体差异，坚持以老人为本的服务理念；
2. 提升劳动意识，在实践中体验职业技能；
3. 弘扬中国传统文化，树立文化自信；
4. 培养大爱、慎独的职业精神。

知识目标

1. 了解情绪与身体健康的关系；
2. 掌握老年人不良情绪、情感产生的原因；
3. 掌握正念的概念；
4. 了解正念减压疗法的作用与效果。

能力目标

1. 会正念减压疗法的具体操作；
2. 能够应用正念减压疗法调适老年人的不良情绪；
3. 能够示范演示正念减压疗法。

任务书：掌握正念减压疗法

任务分析：冥想与抗疫

冥想是情绪调节的重要手段之一。现代冥想结合了现代心身医学、心理治疗和正念冥想中的重要理论与实践，对新冠肺炎患者起到辅助治疗与康复的作用。

据悉，部分新冠肺炎病人因长时间待在封闭的病房环境内，易出现不同程度的紧张焦虑、烦躁易怒、悲观失望等心理问题。除了必要的心理疏导，还可以采取现代冥想治疗方法。此法在雷神山医院推广之后，患者反响非常好，改善了很多患者的心理压力、焦虑和疲劳。在药物治疗的基础上，配合心理疏导和冥想治疗，能改善和解决患者的心理问题，促进患者康复。多位身处一线的医生表示，听了冥想音频后，原来焦虑的心情放松了很多，睡眠质量也显著改善。一些患者也反馈听了冥想音频后，身心压力减少了很多，抗病信心大大增强。

思政育人

面对突如其来的新冠肺炎疫情，我们以人民至上、生命至上诠释了人间大爱。社会各界不仅关注患者的身体康复，同样关注患者的心理健康。

请同学们阅读任务分析，回答任务清单中的问题。

任务分组

班级			组号		指导老师	
组长			学号		任务	
组员	姓名	学号	任务	姓名	学号	任务

任务清单

新冠肺炎病人易出现哪些心理问题			冥想改善了患者哪些心理问题		
冥想对医生起的作用			冥想对患者起到的作用		

学习笔记

姓名：__________ 班级：__________ 日期：__________

学习情境的相关知识点

知识点 1：情绪与身体健康的关系

情绪、情感与身心健康关系密切。长期焦虑、忧愁、悲伤、恼怒、压抑，可能导致精神分裂、高血压、心脏病、溃疡、胃病和癌症等多种疾病。如，在我国古代就曾有一个“杯弓蛇影”的故事。古时候，一个人到朋友家吃酒，突然发现酒杯里有一条蛇影，随之心情紧张、疑虑，心境颇坏，不久身体颇感不适，不思饮食，最后患了一场大病。后来，他得知那杯中的蛇影，原来是朋友挂在墙壁上的一张弓的影子，这才解除了疑虑，恢复了心情的平静和身体的健康。此人的病情可以说完全是由疑虑的情绪造成的。

情绪好坏一望便知——人体温度变化成“心理指南针”

知识点 2：老年人不良情绪与情感产生的主要原因

1. 生理因素方面的原因

情绪是人们在生活中由一定的客观情景引起的心理反应，是与人体的生理机制密切相联系的一种内心体验。随着年龄的增长，机体各组织结构和器官功能逐渐衰退，包括视力、记忆力下降、味觉嗅觉迟钝、动作协调性的降低等。生理机能的衰退更加速了心理衰老。人到老年，由于生活压力及身体条件等诸多因素的变化，确实会产生一些不良情绪。这些不良情绪是不利于身心健康的。人在生病的时候也易诱发情绪问题。医学临床研究表明，良好的情绪是维持人的生理机能正常的前提。

2. 社会心理方面的原因

（1）离退休综合征。

离退休综合征是指老年人由于离退休后不能适应新的社会角色、生活环境和生活方式的变化而出现的焦虑、抑郁、悲哀、恐惧等消极情绪，或因此产生偏离常态的行为的一种适应性的心理障碍，这种心理障碍往往还会引发其他生理疾病、影响身体健康。

（2）人际关系丧失。

人际关系是影响老年人心理健康的重要因素。随着社会角色的变化，老年人的人际关系也会发生变化。在离退休以前，占据主要位置的社会关系是单位同事，离退休以后主要社会关系变成了家人，但现在子女又都很忙，不能天天陪伴。因此，步入晚年生活后，“门前冷落车马稀”是老年人人际关系的真实写照，很多老年人的心态也开始转入“空巢期”，并伴随着孤独、抑郁、情绪低落等情绪问题。

案例

失控走向深渊的老年人：人际关系的解体，是如何让他们毁灭自己？

2020 年 7 月 9 日晚 11 点，某市老年公寓发生命案，81 岁老人行凶致 3 死 4 伤。

学习笔记

姓名：______ 班级：______ 日期：______

看看村民及亲属眼中的81岁犯罪嫌疑人。

村民：他和老伴去城里居住，走之前，卖掉了老房子。

村民：他脾气有点急，我们处不来。

村民：他脾气不好，咱这没人说他好，反正我不承认他是好人。

村民：他有手艺，别人干活他相不中。

侄子：他儿子挺出息，上过大学，工作也不错，但他们之间有矛盾，十多年没有联系。

女婿：我老丈人脾气古怪，我们平时不怎么去，孩子回来时会去看看姥姥。

从身边人的眼里，我们似乎寻找到老人行凶的一些真相。坏脾气的老人，品行不被村民认可，和子女有矛盾，人际关系较差，但也许还有不多的朋友，可因为去城里居住，社会人际关系基本解体。某一件事情的发生，击溃老人内心最后一点坚守的意志。一个81岁的老人举起了手中的利器，开始报复这个社会，也许还有家人。

人际关系的解体，生命进程中的落差，老人对余生的希望破灭了。老年人的消极心理是家庭悲哀，更是社会悲哀。倘若老年人的消极心理不注意调节，就可能逐渐恶化，在原本不太好的家庭环境下造成恶性循环，演变犯罪的心态。寂寞流年，谁是谁的等待？我们终将老去，设身处地，做子女的应该让老人少一份寂寞，给老人多一份关爱，否则老人的现在可能就是我们的将来。

资料来源：心理小步．失控走向深渊的老年人：人际关系的解体，是如何让他们毁灭自己？．(2020-08-02)[2022-03-04].https://baijiahao.baidu.com/s?id=1673892378128134272.

（3）生存价值的丧失。

老年人经常觉得自己是家庭中的累赘，容易让自己失去价值感，有强烈的无用感，以消极的态度来看待自己的过去、现在和未来。自我无用感越强的老人，死亡风险越高。心理无用感会减弱自我控制力和自我效能，从而导致低韧性和高抑郁症，进而影响心理健康。

案例

抗疫故事：陪87岁老人看夕阳

3月5日，上海复旦大学附属中山医院援鄂医疗队队员刘凯医生在护送一位87岁老先生做CT途中停下来，让已经住院快一个月的老人欣赏了一次久违的夕阳。微博里有人说，这是2020年最治愈的瞬间。这位老人从入院以来一直处于重症状态，已经一个多月没有见到过太阳了，虽然病情有所好转但身边没有人陪护，心情很低落。刘凯在护送87岁的老人做完CT后在中途停下来轻声问老人：要不要看夕阳？老人看看他，点了点头，于是两人一同望向天空。同行的陪检员拍下了这令人感动的一幕，过程虽短，却感动了整个朋友圈。

在医疗队的精心照料下老人逐渐康复，4月9日这位老人终于出院。出院时院长肖

学习笔记

姓名：________ 班级：________ 日期：________

红军为他颁发了编号为 1399 的“战胜者”证书。老人激动地落下了眼泪：“感谢医护人员给了我新的生命！”

资料来源：澎湃新闻．“今日最佳照片”里的医生，我们找到了．(2020-03-05)［2022-03-04］. https://news.sina.com.cn/s/2020-03-05/doc-iimxxstf6728938.shtml.

问题：1. 若你是这名医护人员，会怎样做？

2. 这件事情给我们哪些启示？

思政育人

在疫情面前我们看到了人间真情，既温暖了人心，也温柔了自己。这正是一名老年服务与管理工作者应该具备的品德。从某种意义上说，相互尊重、相互配合、相互依存是照护关系的基本特点。

知识点 3：正念

正念是一种自我调节的精神训练方法，强调有意识地觉察、将注意力集中于当下，以及对当下的一切观念都不作评判。有大量的科学研究证明，正念可以广泛用于失眠焦虑、高血压、慢性疼痛等的辅助医疗中，另外，在职场减压、亲子关系等各个方面也有很好的效果。

正念包含三个方面：第一就是觉察，而非思考；第二就是不评判，对于正在发生的经验，不去评判好坏，而是去接纳、去洞察发生了什么；第三就是将注意力集中于当下，而不是过去和未来。

知识点 4：正念减压疗法

正念减压疗法（MBSR）也被称为内观认知疗法，是缓解压力和精神疲惫、调节情绪的治疗方法。有研究指出，在进行八周的正念减压疗法后能让脑部控制感情的海马回体积增加，这能让思路清晰、情绪更为稳定，同时也能让杏仁体的体积缩小，脑部对压力的过度反应就会有所改善，比较不容易出现负面思考，所以在进行正念训练后，脑部面对外界压力刺激的过度反应就会受到缓和，情绪也会变得不易愤怒。

刘典英等对老年抑郁症患者干预研究表明 MBSR 改善了患者的心理应对方式和情绪反应，在改善老年抑郁症患者抑郁症状方面 MBSR 优于其他治疗；张丽萍等研究发现，MBSR 有助于养老院老年人利用自我觉察或自我认识应对日常生活中的不良负性事件（如子女近期的沟通、探望不及时），形成较好的自我行为调节方式，从而保持了良好的情绪状态。国外 MBSR 治疗老年情绪障碍的效果研究结果显示，接受 MBSR 干预后，老年人情绪障碍显著降低，具有情绪障碍的老年人比例由 32% 降至 10%，老年人的焦虑、抑郁、愤怒情绪均得到显著改善。

学习笔记

姓名：________ 班级：________ 日期：________

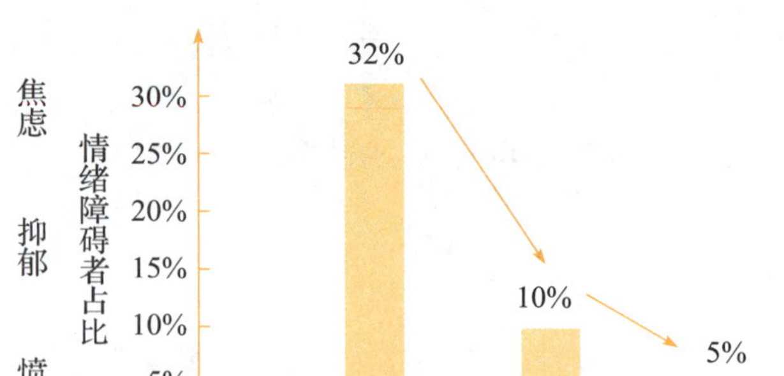

学习情境的技能点

技能点 1：正念减压疗法——冥想

冥想是一种重塑大脑，改变意识形态的练习。神经学家和心理学家不断地挖掘冥想对人类健康的促进作用，这些健康益处包括：减轻压力、抑郁、拖延，提高创造力、专注力、记忆力，缓解睡眠障碍，甚至还能减肥等。

实操 | 正念冥想

1. 冥想的准备

冥想选择在清晨或中午为佳，禁止在睡前冥想，因为冥想易让人进入睡眠状态，难以集中注意力。当你准备冥想时，请确保是在一个舒适的环境下进行。关闭所有移动设备，以及其他任何可能分散注意力的东西，越安静越好。

2. 冥想的姿势

注意保持脊柱挺直。让你的脊骨就像一堆平放叠起来的硬币一样伸直。你的头应该与这根脊柱“硬币线”保持一致。以一种放松的方式完成这些，不要太过僵硬。简单放松地坐着，最好面带微笑，因为人在微笑时神经是自然放松的。

坐姿：一般采取莲花坐，如果做不到，松散盘坐也是可以的，但是要保持身体舒适，避免肌肉僵硬或抽筋。昂头挺胸，下巴微收，腰部挺直而不弯，颈部与脊柱呈一条直线，若感觉累可靠墙坐或垫垫子，总之要舒适。

仰卧或侧卧：身体向右侧躺，左腿置于右腿上，头枕在右手掌上（右手前臂弯曲，手肘贴地），双腿伸直，右腿与地面接触。另一种姿势是将膝盖弯曲，脚跟向后指向臀部。

行走：上身保持同坐姿的冥想一样的姿势，但手要在腰部握拳，同武术动作，走路要慢，以免分散注意力。

3. 冥想的状态

开始前先做 10 个深呼吸，完成后就进入冥想模式，把注意力集中在吸气和呼气上。随着每一次呼吸，你就会慢慢平静下来。冥想的状态在于集中注意力，每次只思考一件事。

学习笔记

姓名：__________ 班级：__________ 日期：__________

4. 冥想的时间

麻省大学正念研究中心在 2011 年提供的正念课程中，初学者练习正念冥想平均时间为每天 27 分钟。随着大量的练习并找到舒适的坐姿以后，也可以扩展到一个小时或更多。

技能点 2：正念减压疗法——正念呼吸

正念呼吸是运用心理控制呼吸的技巧，可减低压力，抑制杂念，控制情绪，改善免疫力，提升注意力及记忆力。正念呼吸可以在任何场合、任何时间，并且任何人都能够进行，它能够在相对短暂的时间起到很好的减压效果。正念呼吸有平衡呼吸法、腹式呼吸法等。

实操 正念平衡呼吸法

首先选择一个舒适的姿势，不论是坐着、靠着或躺着都可以，将注意力集中在呼吸上。

吸气，从一数到四。呼气，从一数到四。在你适应这个节奏后，你可以将呼吸放慢，吸气和呼气各数到六或甚至是八。

实操 正念腹式呼吸法

首先选择一个舒适的姿势，坐姿、站姿、躺姿均可以。放松身心，将注意力集中在呼吸上。将一只手放在胸腔，另一只手放在腹部，这能让你感受呼吸时是用横隔膜而非胸腔肌肉。

用鼻子慢慢吸气，让肺充满空气时，让腹部向对着手的方向扩张，放在胸部的那只手尽可能保持不动；呼气时，腹部向身体内部退回，帮助肺部将所有的空气排出。

技能点 3：正念减压疗法——身体扫描

我们的身体和我们的心往往分离，身体在做一件事，而心却在想着另外一件事。通过身体扫描练习，身体成为意识的关注对象，当我们将意识集中于身体时，我们建立了身体和心灵的连接，两者合二为一。

当我们做身体扫描的时候，去体验而不是想象。我们会发现哪里舒服和不舒服，当然还有其他各种感觉，这些感觉平时被我们所忽略。通过身体扫描，保持对身体各个部位的觉知，熟悉身体的各种感觉，从而熟悉自己的身体。除此，通过身体扫描，发现疼痛和酸胀等不适，也可以通过心灵主动控制这样的感觉，从而控制身体。身体扫描的方法很简单，可以提高对身体的觉知和对身体健康的主动控制。

实操 正念身体扫描

首先我们躺下来，并在轻松的环境中做这种练习，避免分心。其次，扫描身体时可以从上到下，也可以从下到上，要注意身体的感觉和可能出现的任何想法或情绪。再

学习笔记

姓名：________ 班级：________ 日期：________

次，扫描身体时，可能会意识到紧张或紧绷的区域，慢慢放松。

身体扫描导引词范例

你好，我是 ××，很荣幸为大家带来身体扫描冥想，请找一个安静的地方坐下来，挺直腰背，头部摆正，将手放在你的膝盖上。

请用深呼吸，用鼻吸气，用嘴巴吐气，慢慢地，连续做 5 次，请闭上双眼。

请感受你臀部与椅子接触的感觉，力量是否均匀分布，请感受脚掌接触地面的触觉，感知接触的部位，感知两脚是否均匀着力。

然后从头顶开始扫描，到额头、眉间、脸颊、下巴、脖子、肩部、肘、手、背部、腹部、大腿、膝盖、小腿、脚，留意哪里舒服，哪里不舒服，哪里绷紧，哪里放松，是否有酸、疼、胀、痒、麻的感觉。如此，我们再从头顶开始扫描，到额头、眉间、脸颊、下巴、舌头、脖子、肩部、大臂、肘、小臂、手掌、手指、背部、腰部、腹部、大腿、膝盖、小腿、脚踝、脚掌、脚趾。

如此，再感受一下全身的感觉，我们与椅子接触的感觉，我们脚与地面接触的感觉。慢慢地睁开眼睛，记住这份感觉，将其带到生活中的每个角落，祝好！

知识拓展

正念七个要素

初心：保持好奇心，把每一次的事物接触都当作是第一次面对，尝试保持新鲜的经验。

接纳：实际体察自己或是外在，接纳思绪或是环境的本来样貌。

不评断：尽可能采取不偏不倚的观察态度，对于现在不要急着做出好坏、对错的论断。

自我呵护：接纳自己并珍惜自己，接受原原本本的模样，在当中发展出信任自己、相信自己，并且不要对于身心做自我伤害、人格批判。

平等心：对身心所有的经验，都以欢迎和温柔的方式面对，让注意力可以平均于身体的内外。

不刻意努力：当念头或思绪产生时，就让身心停留在当下的状态，不需要压抑或是逃避，在正念当中也不强求达成任何预设目标，或者希望在正念当中改变或得到什么。

顺其自然：平静地看着事物的本来面貌，接受它们的存在和发展，也顺应事物的变化或节奏，在这当中观察不断变化的过程。

正念减压疗法对生理、心理指标的影响

学习笔记

姓名：__________ 班级：__________ 日期：__________

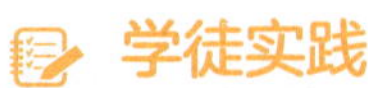

学徒实践

利用服务学习或跟岗学徒的机会，带领服务老人学习正念减压疗法，教会老人正念呼吸、正面冥想和身体扫描，并将工作过程记录下来。

粘贴作业处	粘贴作业处	粘贴作业处

评价反馈

教师对学生完成的几项任务进行评价，并将评价结果填入下表中。

学习情境3　正念减压疗法			
评价项目		完成质量评价	
		分值	得分
正念呼吸	教师评估	10	
	同学互评	10	
	服务老人评估	10	
正念冥想	教师评估	10	
	同学互评	10	
	服务老人评估	10	
身体扫描	教师评估	10	
	同学互评	10	
	服务老人评估	10	

学习笔记

姓名：__________　班级：__________　日期：__________

模块六 老年人人格类型

学习情境1

老年人气质类型评估

学习情境描述

不同的人有不同的脾气秉性，有的老人脾气很暴躁，很容易发火；有的老人情绪平稳，没有明显的大起大落；有的老人急性子，做事干脆利落；有的老人慢性子，慢慢腾腾。这种差异被称为气质。了解老人的气质可以帮助我们更好地了解老人的性格、情绪特点和行为方式，便于采取与老人相适应的方式与老人相处。

学习目标

素质目标

1. 尊重、接纳老年人的个体差异，坚持以老人为本的服务理念；
2. 善待每一位老年人，关注老年人的精神需求；
3. 提升为老服务的意识和责任感；
4. 弘扬中国传统文化，树立文化自信。

知识目标

1. 熟知不同气质类型老年人的特征；
2. 理解气质与行为方式之间的关联；
3. 掌握气质类型的测评方法。

能力目标

1. 能够客观地观察不同老年人的气质；
2. 能够准确地分析老年人的不同气质类型。

任务书：评估老年人的气质类型

任务分析：分析四个典型老人的气质类型

老人去看戏，由于记错了时间，到了剧院戏剧已经开演了，剧场工作人员禁止其入场。甲老人非常生气地与剧场工作人员理论，说："你们的时钟走快了，让我进去！"乙老人趁着甲老人和工作人员争吵的时候偷偷溜进了剧场，进去的时候还暗暗窃喜。丙老人很平静地坐在等候区看起了报纸，心里想："看下一场，问题也不大"。丁老人垂头丧气地离开了剧院，心理还念叨着："唉，真倒霉……"

请同学们认真阅读任务案例，从案例中老人的行为特点捕捉生活中老人的缩影，进行总结分析，完成任务清单。

任务分组

班级			组号		指导老师	
组长			学号		任务	
组员	姓名	学号	任务	姓名	学号	任务

任务清单

类别	行为表现（用四个字的词概括）	这种类型老人的特点（用两个字的词形容）	老人的气质类型（用四季来形容）
甲老人			
乙老人			
丙老人			
丁老人			

学习情境的相关知识点

知识点1：气质定义

心理学中"气质"的含义与日常生活中所讲的气质是两个完全不同的概念。通俗地

学习笔记

姓名：__________ 班级：__________ 日期：__________

讲，气质就是一个人的“脾气”和“性情”，是个性心理特征中受生物遗传性较大的心理成分。气质是人的心理活动表现出来的比较稳定的动力特征，是个人在生活早期就表现出来的个性差异，是先天的，是体质和遗传的自然表现，很难改变，无好坏之分。

知识点 2：气质类型

气质类型是指人气质的不同类型。气质是个人生来就具有的心理活动的典型而稳定的动力特征，人的气质是有明显差异的，这些差异属于气质类型的差异。对气质类型的划分，有不同的见解，因而形成不同的气质理论。最早对气质加以分类并给予细致的描述，其分类被后人接受认可的是希波克拉底（Hippocrates）对气质的分类。

希波克拉底是古希腊著名的医生，他认为体液即是人体性质的物质基础。他在“四根说”发展为“四液说”的基础上，进一步加以系统化。希波克拉底认为人体中有四种性质不同的液体，它们来自不同的器官。其中，黏液生于脑，是水根，有冷的性质；黄胆汁生于肝，是气根，有热的性质；黑胆汁生于胃，是土根，有渐温的性质；血液出于心脏，是火根，有干燥的性质。人的体质不同，是由于四种体液的不同比例所致。

格林（盖伦）是欧洲古代医学的集大成者，也是罗马帝国时期著名的生物学家和心理学家。他从希波克拉底的体液说出发，创立了气质学说，他认为气质是物质（或汁液）的不同性质的组合。当时他说气质共有 13 种。在此基础上，气质说继续发展，成为经典的四种气质：

1. 多血质

外向，活泼好动，善于交际；思维敏捷；容易接受新鲜事物；情绪情感容易产生也容易变化和消失，容易外露；体验不深刻等。

2. 黏液质

情绪稳定，有耐心，自信心强。

3. 抑郁质

内向，言行缓慢，优柔寡断。

4. 胆汁质

反应迅速，情绪有时激烈、冲动，很外向。

案例

四大名著带你学习气质的类型及特征

1. 胆汁质

胆汁质气质的特点可以分为积极和消极两方面：积极的一面体现在直率热情、精力旺盛、刚强、表里如一。例如《三国演义》中重情重义、疾恶如仇的张飞，他曾多次挑战号称天下第一的吕布，被吕布一度忌惮，他的大嗓门更是凸显他鲜明的个性；同

学习笔记

姓名：__________ 班级：__________ 日期：__________

样，直爽率真、侠肝义胆的李逵也具有胆汁质气质的特点。张飞和李逵性格中也有明显的不足之处，这便体现了胆汁质气质的消极一面：暴躁易怒、脾气急、易感情用事、好冲动等。李逵有一次去江边向船家买鱼，船家非要等主人回来才能卖，李逵便跳上船抢鱼，把鱼都放跑了，之后被“浪里白条”张顺诱到水里，不懂水性的李逵被呛得失去了打人之力。孙悟空暴躁的脾气也是世人皆知。大闹天宫之后孙悟空成为无人不知的齐天大圣，在和师父师弟的数次争吵后离去，使得师父几次落入妖怪之手。孙悟空的神经活动过程强但不平衡，精力旺盛、行为外向、直爽热情，情绪的兴奋性高，但心境变化剧烈，脾气暴躁，难以自我克制。

2. 多血质

多血质气质的特点，其优势体现在活泼好动、反应迅速、热爱交际、能说会道、适应性强。“未见其人，先闻其声”的“凤辣子”王熙凤，她最能讨贾母、王夫人等长辈欢心，也能让弟妹们高兴；贾宝玉重情不重礼，与袭人、晴雯等婢女都合得来，也结交了蒋玉菡、柳湘莲及北静王等不同地位的人物。活泼是多血质气质最显著的特点。然而，多血质气质的劣势也较为突出，如稳定性差、缺少耐心、见异思迁等。贾宝玉有一次雨天回家敲门，由于雨声大，丫头们没听见宝玉的拍门声，等袭人过去开门的时候，贾宝玉便大失耐心，把袭人踹得吐了血。猪八戒就像师徒四人中的气氛调节剂，活泼好动的他不会让师徒团队感到尴尬。在妖怪面前，他作战勇猛，但遇到困难易于动摇，动不动就吵着分行李、散伙、要回高老庄做女婿。猪八戒的神经活动过程强、平衡且灵活，活泼好动，言语、行动敏捷，反应速度、行为外向，容易适应外界环境的变化，善交际，不怯生，容易接受新事物，注意力容易分散，兴趣多变，情绪不稳定。

3. 黏液质

黏液质属于安静型，通常情况下话少、踏实、自制力强。黏液质的人普遍可塑性差，有些死板，缺乏生气。如林冲，作为禁军教头稳重、踏实，但面对妻子被人家调戏、高俅的报复，林冲居然逆来顺受。沙僧个性憨厚，忠心耿耿，头脑清醒，做事有条不紊，循规蹈矩，不善言谈，交际适度。他不像孙悟空那么叛逆，也不像猪八戒那样好吃懒惰，而是正直无私、任劳任怨、踏踏实实、谨守本分。

4. 抑郁质

说到抑郁质，人们首先想到的就是林黛玉，林黛玉的特点反映了抑郁质气质类型的主要特征，如行为孤僻、不善交往、易多愁善感等。林黛玉在其他姐妹嬉戏玩耍的时候，常常独自一人去桃树下葬花，为落花流水而感伤落泪。林黛玉生性敏感，大家都不愿招惹她，贾府中能与黛玉相处得来的少之又少。然而，林黛玉的优点也是显而易见的，她才学横溢、心思细腻，具有浓郁的诗人气质。唐僧虽然为人善良仁慈，却不能够明辨是非，反而屡屡听信猪八戒的挑拨，误会能识破妖魔诡计的孙悟空。虽然有种种缺点，但是他有坚定的取经信念，甘冒万死，决不退却。富贵荣华和美色诱惑对他都没有作用，甚至当孙悟空离开了他，妖怪又在面前的情况下，仍然毫不动摇，在取经集体中发挥了中坚作用。

学习笔记

姓名：________ 班级：________ 日期：________

抑郁质气质类型的人适合从事艺术、作家等类型的职业。抑郁质气质的人需要更多的体贴和关爱。

思政育人

四大名著是中国文化的四张名片，是中国文学史中的经典作品，是世界宝贵的文化遗产。四部巨著在中国文学史上的地位是难分高低的，都有着极高的文学水平和艺术成就，细致的刻画和所蕴含的深刻思想都为历代读者所称道，其中的故事、场景、人物已经深深地影响了中国人的思想观念、价值取向。

知识点 3：判断气质类型的六项心理指标

心理学用以区分气质类型的心理指标有六项：感受性、耐受性、反应的敏捷性、可塑性、情绪的兴奋性、外倾性与内倾性。

1. 感受性

感受性是指个体对外界刺激的感觉能力，它可以用人产生某种感觉所需要的最小刺激来衡量。感受性是心理活动强度的重要指标。不同的人感知觉的感受性不同。黏液质和抑郁质能接受的刺激的强度要低于胆汁质和多血质，即黏液质和抑郁质感受性高于胆汁质和多血质。

2. 耐受性

耐受性是指个体耐受刺激作用的能力。它可以从个体耐受刺激的强度或作用时间两方面进行衡量。耐受性也是心理活动强度的重要指标。黏液质的人注意力可以维持较长时间，耐受性要高于其他类型。多血质和胆汁质气质类型的人能够接受较强强度的刺激。

3. 反应的敏捷性

反应的敏捷性是指心理活动的灵活性。它一方面表现为在不随意活动中，能否迅速指向一定的对象；另一方面表现为随意性心理活动的速度或不同活动相互转换的速度。主要体现为注意力从一个对象转移到另一个对象的速度、人的识记和提取信息的速度、对外界刺激做出反应的速度。

4. 可塑性

可塑性是指个体根据外界事物的变化情况而改变自己适应性行为的可塑程度。可塑性强的人较容易对自己的思想、态度、行为进行改变，而较少出现不愉快的情绪反应；可塑性弱的人较难改变自己的思想、态度、行为，表现为固执、不愿改变，对新环境适应慢。

5. 情绪的兴奋性

情绪的兴奋性是指在行为中表现出来的情绪体验的程度，既反映个体的神经活动的强弱，又反映个体兴奋与抑制的平衡性。胆汁质的人情绪体验强，并且兴奋多于抑制。所以，胆汁质的人会脾气暴躁难以抑制，对情绪的控制能力较弱。抑郁质的情绪体验强

学习笔记

姓名：＿＿＿＿　班级：＿＿＿＿　日期：＿＿＿＿

烈，并缺乏控制性。多血质和黏液质情绪体验强度低，且兴奋和抑制平衡，对情绪的控制能力较强。

6. 外倾性与内倾性

外倾性是心理活动和行为反应都倾向表现于外；内倾性是抑制过程强、占优势的反映，其心理活动和行为反应都不轻易表现出来。胆汁质和多血质的人多会形成外倾性性格，黏液质和抑郁质的人多会形成内向性性格。

知识点4：气质与性格

“气质”这一概念与我们平常说的“禀性”“脾气”相近似。气质是人生来就具有的心理活动的动力特征。性格是个人对现实的稳定的态度和习惯化了的行为方式。

1. 性格与气质的区别

性格与气质都是描述个人典型行为的概念。这两个概念既有区别，又有密切的联系。性格与气质的区别主要表现在下列三个方面。

第一，从起源上看，气质是先天的，一般产生在个体发生的早期阶段，主要体现为神经类型的自然表现。性格是后天的，在个体的生命开始时期并没有性格，它是人在活动中与社会环境相互作用的产物，反映人的社会性。

第二，从可塑性上看，气质的变化较慢，可塑性较小；即使可能改变，但较不容易。性格的可塑性较大，环境对性格的塑造作用是明显的。

第三，气质所指的典型行为是它的动力特征而与行为内容无关，因而气质无好坏善恶之分。性格主要是指行为的内容，它表现为个体与社会环境的关系，因而性格有好坏善恶之分。

2. 性格与气质的联系

性格与气质又是密切联系、相互制约的。

第一，气质会影响个人性格的形成。因为性格特征直接依赖于教育和社会相互作用的性质和方法。气质作为性格形成的一种变量在个体发生的早期阶段就表现出来。有些婴儿喜欢哭或笑，有些婴儿安静，另一些婴儿很好动，这些气质特征必然会影响家庭环境，影响父母或其他哺育者的不同行为反应。一个人的性格就是在这种不同性质的教育和社会环境的相互作用过程中逐渐形成的。

第二，气质可以按照自己的动力方式渲染性格特征，从而使性格特征具有独特的色彩。例如，同样是乐于助人的性格特征，多血质在帮助别人时，往往动作敏捷，情感明显表露于外；而黏液质者可能动作沉着，情感不表露于外。

第三，气质还会影响性格特征形成或改造的速度。例如，要形成自制力，胆汁质的人往往需要作极大的努力和克制；而抑郁质的人则比较容易形成，他不用特别抑制自己就能办到。再从性格对气质的影响上来看，性格也可以在一定程度上掩盖或改变气质，使它服从于生活实践的要求。例如，侦察兵必须具备冷静沉着、机智勇敢等性格特征。在严格的军事训练的实践活动中，这些性格特征的形成有可能掩盖或改造着胆汁质者易冲动和不可遏止的气质特征。

知识点 5：应对不同气质类型的老年人的方法

在护理老年人的过程中，对于不同气质类型的老年人，心理照护的方法、内容、方式都应有所不同。在日常护理中注意从心理学的角度去照护好老年人。

（1）对于胆汁质类型的老年人的护理：应避免与其正面冲突，在其发火时，尽量冷处理，或转移其注意力，待其冷静后，再对其讲道理。

（2）对于多血质类型的老年人的护理：这种老人较好沟通，与其相处时，可相对放松。

（3）对于黏液质类型的老年人的护理：要认真，事先承诺的事一定要按事先定好的计划行使，否则会令其不满。

（4）对于抑郁质类型的老年人的护理：要注意各方面的得体，切不可在老人面前疑神疑鬼，故作神秘，应给予更多的关怀与照顾。

学习情境的技能点

技能点 1：气质类型测试

实操 四种气质类型测试与分析

气质类型测试是心理测试的一个重要内容，同时它也是一个人了解自己的有效途径。一个人了解了自己的气质类型，对培养性格、提高学习工作效率，以及处理好人际关系等，都大有裨益。我们作为养老服务工作者，了解老人的气质类型，在跟老人沟通、照顾老人方面也会有很大的帮助。

气质类型的自我测量量表是由我国心理学工作者陈会昌设计编拟的。这个量表共有60 道题目。

指导语：请认真阅读下列各题，你认为非常符合自己情况的计“+2”，比较符合的计“+1”，拿不准的计“0”，比较不符合的计“-1”，完全不符合的计“-2”。

气质类型的自我测量量表

题号	题目	计分				
		2	1	0	-1	-2
1	做事力求稳妥，一般不做无把握的事。					
2	遇到可气的事就怒不可遏，想把心里话全说出来才痛快。					
3	宁可一个人做事，不愿很多人在一起。					

学习笔记

姓名：________ 班级：________ 日期：________

续表

题号	题目	计分				
		2	1	0	−1	−2
4	到一个新环境很快就能适应。					
5	厌恶那些强烈的刺激，如尖叫、噪声、危险镜头等。					
6	和别人争吵时总是先发制人，喜欢挑衅别人。					
7	喜欢安静的环境。					
8	善于和别人交往。					
9	善于克制自己的感情。					
10	生活有规律，很少违反作息制度。					
11	在多数情况下，情绪是乐观的。					
12	碰到陌生人觉得很拘束。					
13	遇到令人气愤的事，能很好地自我克制。					
14	做事总是有旺盛的精力。					
15	遇到事情总是举棋不定，优柔寡断。					
16	在人群中从不觉得过分拘束。					
17	情绪高昂时，觉得干什么都有趣；情绪低落时，觉得干什么都没意思。					
18	当注意力集中于一个事物时，别的事很难使我分心。					
19	理解问题总比别人快。					
20	碰到问题总有一种极度恐怖感。					
21	对学习、工作怀有很高热情。					
22	能够长时间做枯燥单调的工作。					
23	符合兴趣的事情，干起来劲头十足，否则，就不想干。					
24	一点小事就能引起情绪波动。					
25	讨厌那种需要耐心细致的工作。					
26	与人交往不卑不亢。					
27	喜欢参加热闹的活动。					
28	爱看感情细腻、描写人物内心活动的文艺作品。					
29	工作学习时间长了，常感到厌倦。					
30	不喜欢长时间谈论一个问题。					
31	愿意侃侃而谈，不愿窃窃私语。					

学习笔记

姓名：________ 班级：________ 日期：________

续表

题号	题目	计分				
		2	1	0	-1	-2
32	别人总是说我闷闷不乐。					
33	理解问题常比别人慢些。					
34	疲倦时只要短暂休息就能精神抖擞，重新投入工作。					
35	心里有话，宁愿自己想，不愿说出来。					
36	认准一个目标，就希望尽快实现，不达目的，誓不罢休。					
37	学习或工作同样一段时间后，常比别人更疲倦。					
38	做事有些莽撞，不考虑后果。					
39	老师或他人讲授新知识、技术时总希望他讲得慢些，多重复几遍。					
40	能够很快忘记那些不愉快的事情。					
41	做作业或完成一项工作总比别人花时间多。					
42	喜欢运动量大的剧烈体育活动，或者参加文艺活动。					
43	不能很快地把注意力从一件事情转移到另一件事情上。					
44	接受一个任务后，就希望把它迅速解决。					
45	认为墨守成规比冒险强。					
46	能够同时注意几个事物。					
47	当我烦恼时，别人很难使我高兴起来。					
48	爱看情节起伏跌宕、激动人心的小说。					
49	对工作认真严谨，始终一贯的态度。					
50	和周围人的关系总是相处不好。					
51	喜欢复习学过的知识，重复做熟练的工作。					
52	喜欢做变化大、花样多的工作。					
53	小时候会背的诗歌，我似乎比别人记得清楚。					
54	别人说我“出语伤人”，可我并不觉得这样。					
55	在体育活动中，常因反应慢而落后。					
56	反应敏捷，头脑机智。					
57	喜欢有条理而不麻烦的工作。					
58	兴奋的事常使我失眠。					
59	老师讲新概念，常常听不懂，但弄懂以后就很难忘记。					
60	假如工作枯燥，马上就会情绪低落。					

学习笔记

姓名：__________ 班级：__________ 日期：__________

计分：请把每题的得分按下表题号相加，并算出各栏的总分。

气质类型	题号	总分
胆汁质	2 6 9 14 17 21 27 31 36 38 42 48 50 54 58	
多血质	4 8 11 16 19 23 25 29 34 40 44 46 52 56 60	
黏液质	1 7 10 13 18 22 26 30 33 39 43 45 49 55 57	
抑郁质	3 5 12 15 20 24 28 32 35 37 41 47 51 53 59	

如果某一项或两项的得分超过 20，则为典型的该气质；如果某一项或两项的得分在 20 分以下、10 分以上，其他各项分数较低，则为该项一般气质；若各项得分均在 10 分以下，但某项或几项得分较其余几项为高（相差 5 分以上），则为略倾向于该气质（或几项的混合），如略偏黏液质型、多血质－胆汁混合型。其余类推，一般来说，正分值越高，表明该气质越明显；反之，分值越低越负，表明越不具备该项气质特征。

气质类型解读：

1. 胆汁质

胆汁质的人反应速度快，具有较高的反应性与主动性。这类人情感和行为动作产生得迅速而且强烈，有极明显的外部表现；性情开朗、热情，坦率，但脾气暴躁，好争论；情感易于冲动但不持久；精力旺盛，经常以极大的热情从事工作，但有时缺乏耐心；思维具有一定的灵活性，但对问题的理解具有粗枝大叶、不求甚解的倾向；意志坚强、果断勇敢，注意稳定而集中但难于转移；行动利落而又敏捷，说话速度快且声音洪亮。

2. 多血质

多血质的人行动具有很高的反应性。这类人情感和行为动作发生得很快，变化得也快，但较为温和；易于产生情感，但体验不深，善于结交朋友，容易适应新的环境；语言具有表达力和感染力，姿态活泼，表情生动，有明显的外倾性特点；机智灵敏，思维灵活，但常表现出对问题不求甚解；注意力与兴趣易于转移，不稳定；在意志力方面缺乏忍耐性，毅力不强。

3. 黏液质

黏液质的人反应性低。情感和行为动作进行得迟缓、稳定、缺乏灵活性；这类人情绪不易发生，也不易外露，很少产生激情，遇到不愉快的事也不动声色；注意力稳定、持久，但难于转移；思维灵活性较差，但比较细致，喜欢沉思；在意志力方面具有耐性，对自己的行为有较大的自制力；态度持重，沉默寡言，办事谨慎细致，不鲁莽，但对新的工作较难适应，行为和情绪都表现出内倾性，可塑性差。

4. 抑郁质

抑郁质的人有较高的感受性。这类人情感和行为动作进行得都相当缓慢，柔弱；情

学习笔记

姓名：__________ 班级：__________ 日期：__________

感容易产生，而且体验相当深刻，隐晦而不外露，易多愁善感；往往富于想象，聪明且观察力敏锐，善于观察他人观察不到的细微事物，敏感性高，思维深刻；在意志方面表现出胆小怕事、优柔寡断，受到挫折后常心神不安，但对力所能及的工作表现出坚忍的精神；不善交往，较为孤僻，具有明显的内倾性。

知识拓展

汉斯·艾森克两种主要人格维度的相关特质

英国心理学家汉斯·J. 艾森克（Hans J. Eysenck）将因素分析法和经典实验心理学方法结合起来，使人们对人格的认识更进了一步。他主张采纳类型的概念，把人格的类型模式和特质模式有机结合起来，将它们归结到"内外倾、神经质和精神质"三个基本维度上，艾森克还根据人格的两个维度（内 / 外向倾向和神经质），把人分成四种气质类型，与古希腊体液中的四种气质类型（多血质、胆汁质、黏液质、抑郁质）相对应。

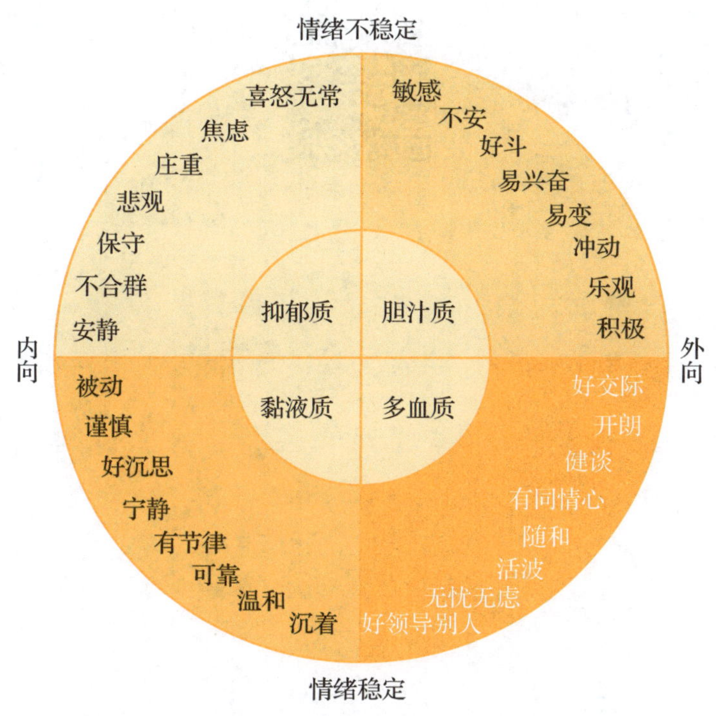

气质类型之体型说

体型说由德国精神病学家克雷奇默（Kretschmer）提出。他根据对精神病患者的临床观察，认为可以按体型划分人的气质类型。根据体型特点，他把人分成三种类型，即肥满型、瘦长型、筋骨型。例如，肥满型产生躁狂气质，其行动倾向为善交际、表情活泼、热情、平易近人等；瘦长型产生分裂气质，其行动倾向为不善交际、孤僻、神经

学习笔记

姓名：________ 班级：________ 日期：________

质、多思虑等；筋骨型产生黏着气质，其行动倾向为迷恋、认真、理解缓慢、行为较冲动等。他认为三种体型与不同精神病的发病率有关。

美国心理学家谢尔登（Sheldon）认为，形成体型的基本成分——胚叶与人的气质关系密切。他根据人外层、中层和内层胚叶的发育程度将气质分成三种类型。

内胚叶型：丰满、肥胖。特点是图舒服，好美食，好睡觉，会找轻松的事干，好交际，行为随和。

中胚叶型：肌肉发达，结实，体型呈长方形。特点是武断，过分自信，体格健壮，主动积极，咄咄逼人。

外胚叶型：高大细致，体质虚弱。特点是善于自制，对艺术有特殊爱好，并倾向于智力活动，敏感，反应迅速，工作热心负责，睡眠差，易疲劳。

体型说虽然揭示了体型与气质的某些一致性，但并未说明体型与气质的关系，如体型对气质是直接影响或是间接影响，二者之间是连带关系还是因果关系。另外，研究结果主要是从病人而不是从常态人得来的，因此，缺乏一定的科学性。

气质与职业选择

学习笔记

姓名：__________ 班级：__________ 日期：__________

学徒实践

利用服务学习或跟岗学徒的机会，给服务老人做气质类型评估，并将过程与结果以图片形式贴在粘贴作业处。

粘贴作业处

粘贴作业处

评价反馈

教师对学生完成的几项任务进行评价，并将评价结果填入下表中。

学习情境 1　老年人气质类型评估			
评价项目		完成质量评价	
		分值	得分
分析四个典型老人气质类型	教师评估	10	
	同学互评	10	
	服务老人评估	10	
气质类型测试与分析	教师评估	10	
	同学互评	10	
	服务老人评估	10	

学习笔记

姓名：________　班级：________　日期：________

学习情境2

老年人人格类型评估

学习情境描述

老人的气质只是人格心理特征的一个方面，不能全面体现一个人人格整体。需要进一步了解人格类型分类，这样才能从更综合的角度了解老人特有的思想、情感和行为模式。

很多老年人退休后无法适应新的生活环境和社会角色，人格的再塑和发展遇到困难，我们应该帮助其了解自己当下的人格类型，争取向成熟、健康型转变，安度晚年。

学习目标

素质目标

1. 尊重老年人的个体差异，坚持以老人服务为本的理念；
2. 培养学生作为养老从业人员的责任和担当；
3. 弘扬尊老的传统美德，争做尊老敬老的践行者；
4. 提升劳动意识，在活动模拟中体验职业；
5. 提升实践精神，在实践中对接理论知识。

知识目标

1. 熟悉人格的概念、特征、类型和人格发展理论；
2. 理解老年人不同的人格类型；
3. 理解老年人人格变化的特点；
4. 掌握人格测量常用方法。

能力目标

1. 能准确辨识老年人的人格类型；
2. 能够选择适当方法，为老年人进行人格测量。

任务书：评估老年人的人格类型

任务分析：你的音乐人格是什么？

人格类型有很多种，知道不同种人格特质的表现，我们可以预测其在不同环境下的行为。即使你喜欢所有的音乐，你也会有所偏好。在下面这些不同类型的音乐中，你最喜欢的是哪三种呢？蓝调、爵士乐、古典音乐、民族音乐？摇滚乐、另类说唱、重金属音乐？乡村音乐、电影配乐、流行音乐？街头音乐、电子舞曲？研究发现，人们喜欢的音乐类型和他们的人格特征是相关的。看看你的选择是否和他们的研究结果匹配。

任务分组

班级			组号			指导老师	
组长			学号			任务	
组员	姓名	学号	任务	姓名		学号	任务

毋庸置疑，人格特征会影响我们日常生活中的行为。请同学们认真阅读任务分析，完成任务清单。

任务清单

音乐类型	请在你喜欢的音乐类型后画√	对应的人格特点	你认为自己的人格特点有哪些？
蓝调、爵士乐、古典音乐和民族音乐		珍惜艺术体验、有良好的言语能力、性格开朗、善于容忍的个体，一般喜欢引人反思的、复杂的音乐	
摇滚、另类说唱和重金属音乐		对新事物充满好奇、喜欢冒险而且体力充沛的个体，喜欢强烈的、反叛性的音乐	
乡村音乐、电影配乐和流行音乐		性格阳光、传统型的、外向的、可靠的、乐于助人的个体，倾向于喜欢积极向上的传统音乐	
街头音乐和电子舞曲		善于交谈、充满激情、外表很有吸引力并且拒绝老套思想的个体，一般喜欢有活力的、节奏感强的音乐	

学习笔记

姓名：________ 班级：________ 日期：________

学习情境的相关知识点

知识点 1：什么是人格

人格也称个性，指一个人在社会化过程中形成和发展的思想、情感及行为的特有统合模式，这个模式包括了个体独具的、有别于他人的、稳定而统一的各种特质或特点的总体。这个概念源于希腊语 Persona，原来主要是指演员在舞台上戴的面具，类似于中国京剧中的脸谱，后来心理学借用这个术语用来说明：在人生的大舞台上，人也会根据社会角色的不同来换面具，这些面具就是人格的外在表现。面具后面还有一个实实在在的真我，即真实的自我，它可能和外在的面具截然不同。人格是指一个人整个的精神面貌，即具有一定倾向性的、稳定的心理特征的总和。主要表现为人格倾向性和人格特征两个方面。

知识点 2：人格倾向性

人格倾向性是人格中的动力结构，是个性结构中最活跃的因素，它以积极性和选择性为特征，决定个体对客观事物的态度和行为对象的选择，它制约着人的全部心理活动。人格倾向性主要包括需要、机动等心理活动。

1. 需要

需要是个体缺乏某种东西时的一种主观状态，它是客观需求的反映。按照不同的分类标准，需要有不同的分类：

按照需要的起源，需要分成天然性需要和社会性需要。天然性需要是人天生的生物性的需要，如进食、休息、性的需要；社会性需要是人在后天社会化环境中产生的需要，如归属的需要、爱的需要。按照需要的对象，需要分成物质需要和精神需要。物质需要是人对物质生活的需要，如对衣食住行的需要，对书、纸、笔、录音机、电视机的需要；精神需要是人对精神生活的需要，包括人对事物认识的需要、学习的需要、交往的需要、爱的需要、尊重与荣誉的需要、美的需要、道德的需要、成就的需要等。

2. 动机

动机是指引起和维持个体的活动，并使活动朝向某一目标的内部驱动力（内驱力）。动机与需要联系，是人产生某种需要，同时外在环境中存在满足人需要的对象时，人就产生趋向该对象的行为的动力，需要变成了动机。

二者的区别有这么几点：

（1）“需要”指向的是某种事物，“动机”指向的是目标。需要指向的事物都比较具体，如马斯洛的需要层次理论，人们有对安全、生理、社交、尊重、自我实现的需求。但目标不一定是具体的事物，可能比较复杂。例如，目标可以是 60 岁以后可以入住理想的养老院，可以出国旅游等。

（2）“需要”是静态的状态，要产生行为，得有“动机”才行。心理学定义的需要

学习笔记

姓名：________ 班级：________ 日期：________

具有“缺乏”的含义，产生于生理和心理的不平衡状态，表现为有机体对内外环境条件的欲求。换句话说，需要等于“我处在想要某个对象的状态中”。但这种状态不包含任何的行动，不会产生行动。例如，我不想住太简陋的养老院。这是一种需要，但其实没有包含任何为了入住更好的养老院而付出的行动。如果要产生行为，必须转化为动机。例如，因为我想入住更好的养老院，可以转化为一个目标——住高档养老院，从而激发年轻时追求上进努力工作这个行为。

知识点 3：人格特征

人格特征是人格的特征结构，是指在心理过程中表现出来的比较稳定的心理品质。人格心理特征主要包括能力、气质和性格。人格是随着个体的成长而发展成熟，是健康个体的关键因素之一。在早期心理学家的研究中有人认为人格形成主要由遗传决定，也有人认为人格主要受后天环境的影响。现代心理学家认为，人格的塑造是先天与后天因素共同作用的结果，即人格是遗传与环境因素交互作用的产物。

知识点 4：人格理论

人格理论（personality theories）是指一种探讨人格的结构、形成、发展和动力性的理论。包括：（1）人格由哪些部分构成，如何构成；（2）影响人格形成和发展的因素，以及在这些因素影响下所经过的阶段；（3）人的行为动力是什么，哪些因素起主导作用等。

1. 人格特质理论

奥尔波特首次提出了人格特质理论，以个别的人格特质为单位，用逻辑与语义的分析方法，把特质界定为个性的“心理结构”，是“个人所具有的神经特性，具有支配个人行为的能力，使个人在变化的环境中给以步调一致的反应”。由于有特质，使人在不同情况下的适应行为和表现行为具有一致性。例如，一个具有强烈攻击性特质的人，对不同的情境会做出相类似的反应。又如具有“谦虚”特质的人，对不同的情境也会做出类似的反应。与领导一起工作时，表现为留心、小心、顺从；在访友时，表现为文雅、克制、依从；在遇见陌生人时，表现为笨拙、尴尬、害羞；在和父母亲共进餐时，表现为热情、迎合；在同伴给予赞扬时，表现为不愿露面、不愿为人注意等。

2. 精神分析人格理论

精神分析人格理论以弗洛伊德的理论为代表，他的人格理论包括以下基本内容：

（1）人格动力论：人格的核心是人内在的心理事件，这些心理事件发动了行为，或构成了行为的意图。人的行为的动机来源在于心理能量，这些能量来自先天的驱动力和本能。行为的动机通常是无意识的。

西格蒙德·弗洛伊德

（2）人格结构包括以下三个成分：

学习笔记

姓名：__________ 班级：__________ 日期：__________

本我（id）：本能需要的满足，遵循快乐原则；

自我（ego）：遵循现实原则；

超我（super ego）：遵循理想原则。

本我是无意识部分，自我和超我是意识部分，属于人格控制系统。

（3）自我防御机制。指自我所运用的心理策略，以此保护自己避开日常生活中体验到的种种冲突。常见的有：压抑、投射、合理化作用、反向作用、升华、转移等。

（4）人格发展观。弗洛伊德以口腔期、肛门期、性器期、潜伏期、性征期等概念解释个体心理发展的历程。

3. 人本主义理论

人本主义理论是美国当代心理学主要流派之一，由美国心理学家马斯洛创立，现在的代表人物有罗杰斯。人本主义反对把人等同于动物将人的心理低俗化、动物化的倾向，只研究人的行为，不理解人的内在本性，又批评弗洛伊德只研究神经症和精神病人，不考察正常人心理，因而被称为心理学的第三种运动或心理学中的第三思潮。

人本主义强调人的尊严、价值、创造力和自我实现，把人的本性的自我实现归结为潜能的发挥，而潜能是一种类似本能的性质。人本主义最大的贡献是看到了人的心理与人的本质的一致性，主张心理学必须从人的本性出发研究人的心理。马斯洛的主要观点是对人类的基本需要进行了研究和分类。罗杰斯的主要观点在心理治疗实践和心理学理论研究中发展出人格的“自我理论”。自我论改造了特质论者的支离与精神分析论者的病态观的缺点，重视整个的人、健康的人。

4. 沟通分析理论

沟通分析理论是由美国心理学家伯恩创立的一种人格理论。在沟通分析中，将人格分为 PAC 三种人格的独立自我状态。所谓 PAC，是指“父母”（parents，P）、“成人”（adult，A）及“儿童”（child，C）三者，即“在儿童自我状态里”“在父母自我状态里”“在成人自我状态里”。三个自我状态放在一起，就是沟通分析理论的核心，即三部分自我状态组成的人格模式，也称为 PAC 模式。

父母（P）人格：人格的“父母”自我状态包含了父母与权威人物所持的指导性、态度与行为。这个自我状态有如反映了幼时父母对个人之告诫、命令、惩罚及鼓励等经验的记忆。“父母”的自我状态会促使个人表现过去养育者的行为，包括养育及批评两方面的行为。同时，“父母”的自我状态指导着儿童形成他独有的价值观、性别意识与行为的决策。

成人（A）人格：人格的“成人”自我状态提供了有关现实测试及“电脑”取向的客观信息，并以高逻辑、无情绪性的方式运作着。“成人”的自我状态以现实为基础，并以成熟、客观、逻辑及理性思考的态度来告知个人：“这就是成功的原因”。这个自我状态与年龄无关，即使是一个孩子也能够依据这种状态来收集事实及掌握客观性来处理现实。

儿童（C）人格：伯恩发现“儿童”（C）人格的自我状态，比如像孩童般的冲动，是

学习笔记

姓名：________ 班级：________ 日期：________

人皆有之的事。“儿童”的自我状态是人格中很重要的部分，因为它促进了人们的快乐、创造、自发、直觉、愉悦及享受等。儿童累积着自然到来的冲动，也记录着从小对所闻所见的内在反应或重要事件。不成熟是其中的一个因素，但是深层感受、情感、适应、表达及乐趣，亦常由儿童的自我状态而得到表现。

知识点 5：人格类型

1. 内倾型与外倾型

荣格以人与环境互动模式的不同，将人分为外倾型和内倾型两大类。

荣格认为，如果一个人的兴趣和注意一般指向外部，指向他人或外部刺激，其行为主要是由外界事物而不是他们个人的思想感情所指导，那么这个人主要是外倾的。如果一个人的兴趣和注意一般指向内部，指向自己的思想和感觉，他的行为由主观的、个人的、内部的东西所决定，那么这个人就属于内倾的。他认为外倾和内倾表明一个人的基本态度，它们对人的行为具有决定作用。典型外倾的人有毅力，具有冲动性，思想开放，对外界刺激反应明显，遇事能迅速做出决定，在公众场合下觉得愉快，善于社交，乐于成为大家注意的中心。内倾的人性情羞怯，喜欢寂寞独处，情绪不外露，倾向于幻想和沉思，做事犹豫不决。这种人不善于社交，难以适应社会环境。他还认为，每个人都具有内倾和外倾两种特性，但多数人总是某一特性占优势。研究表明，多数人属于中间类型，两种倾向近于平衡，极端内倾和极端外倾的人是很少的。

2. 内控型和外控型

内控型、外控型是根据人的归因特点划分的一种人格类型。内控型是将成败的原因归于自己，相信凡事操之在己，将成功归因于自己努力，将失败归因于自己疏忽，自愿承担责任。外控型与内控型相对，常把成败的原因归于外界因素，视他人和外物为行为活动的控制者，将成功归因于幸运，将失败归因于他人的影响，不愿承担责任。

3. 马基雅维利主义

马基雅维利是意大利政治家和历史学家，以主张为达目的可以不择手段而著称于世，马基雅维利主义也因之成为权术和谋略的代名词。人格心理学家克里斯蒂（Christie）和盖斯（Geis）将马基雅维利主义的政治谋略与日常社会行为联系起来，用以描述为达目的，缺乏对常规道德的关心，不惜手段操纵别人的行为。高马基雅维利主义的个体重视实效，保持着情感的距离，相信结果能替手段辩护。低马基雅维利主义易受他人意见影响，阐述事实时缺乏说服力。

4. ABC 型人格

弗里德曼和罗森曼两位心理学家提出了 ABC 型人格，该理论认为，人的情绪具有稳定性，不同的情绪构成了不同的人格特征。

（1）A 型人格。

A 型人格者属于较具进取心、侵略性、自信心、成就感，并且容易紧张。A 型人格者总愿意从事高强度的竞争活动，不断驱动自己要在最短的时间里干最多的事，并对阻

学习笔记

姓名：__________ 班级：__________ 日期：__________

碍自己努力的其他人或其他事进行攻击。A 型人格的人，由于对自己期望过高，以致在心理和生理上，负担都十分沉重。他们被自己顽强的意志力所驱使，抱着“只能成功，不能失败”的坚定信念，不惜牺牲自己的一切，乃至宝贵的生命，拼命直奔超出自己实际能力的既定目标。由于他们长期生活在紧张的节奏之中，其思想、信念、情感和行为的独特模式，源源不断地产生内部的紧张和压力。

A 型人格的人由于一系列的紧张积累，极易导致心血管病，甚至可随时发生心肌梗死。有统计表明，85% 的心血管疾病与 A 型行为有关。同样，有关研究也表明，A 型人格与冠心病的发生密切相关。在心脏病患者中，A 型人格达 98%。尸体解剖检验证明，A 型人格的人，心脏冠状动脉硬化的，要比 B 型人格的人高 5 倍。有关专家认为，其原因是：A 型人格能激起特殊的神经内分泌机制，使血液中的血脂蛋白成分改变，血清胆固醇和甘油三酯平均浓度增加，而导致冠状动脉硬化。心理学研究认为，“经常想到有许多事情要做，却没有时间去做”，这种左右为难的复杂心态，会使人紧张、忧虑得心力交瘁，高血压、心脏病、溃疡病便会随之发生。美国一项对 3 000 名身体健康的中年男性进行了为期 8 年半的追踪研究表明，A 型男性发生心肌梗死或其他形式的冠心病的次数是 B 型男性的 2 倍。即使考虑了饮食、年龄、吸烟及其他与冠心病有关的因素之后，结果依然成立。另外，尸体解剖和 X 光检验都证实 A 型行为和冠状动脉堵塞的严重程度有关。后续研究表明，预测冠心病的关键变量是敌意，表现为猜疑、憎恨、经常生气、敌对、不信任他人的行为。时间紧迫感和争抢好胜对心脏病的预测力较低。不管是男性还是女性，过度的敌意和愤怒，不论是表达出来还是压抑下去，都是患冠心病的高危因素。所以，我们发泄怒气，最好是以积极并且可以控制的方法来发泄，而不是闷在肚子里。A 型人格的人也会倾向于具有增加冠心病风险的行为，如吸烟、酗酒和高胆固醇饮食。

A 型人格中的敌意如何导致冠心病呢？

（2）B 型人格。

B 型人格是相对健康的一种性格类型。B 型人格者容易知足、不易急躁、较平静、能控制自己的情绪、时间观念不是特别强、性格随和等，这种性格者对生活幸福的感知度较高，更容易觉得生活幸福。B 型人格者则属较松散、与世无争，对任何事皆处之泰然。B 型人格表现为从来不曾有时间上的紧迫感以及其他类似的不适感；认为没有必要表现或讨论自己的成就和业绩，除非环境要求如此；充分享受娱乐和休闲，而不是不惜一切代价实现自己的最佳水平；充分放松而不感内疚。

（3）C 型人格。

C 型人格者更容易罹患癌症。C 型人格代表着压抑自我、克制自我、偏内向、隐忍以求和别人或环境统一，内心的痛苦不乐于表达，积压在内心，久而久之，导致疾病发生。C 型人格表现为过分压抑负面情绪，即不善于表达或发泄诸如焦虑、抑郁、绝望等情绪，尤其是经常竭力压制原本应该发泄的愤怒情绪。由于负性情绪不能及时宣泄，而导致一系列行为退缩表现，如屈从于权势，过分自我克制、回避矛盾、迁就、忍让、宽

学习笔记

姓名：________ 班级：________ 日期：________

容、依赖、顺从，为取悦他人或怕得罪人而放弃自己的爱好、需要；感觉无助、无望，经常无力应付生活的压力，而感到绝望和孤立无援，往往表现出过分的克制、谨小慎微、没有信心等。具有上述性格特征的人癌症发病率是正常人的3倍以上。C型人格的人是表面不发火，可是并不是真的把火灭了，而是故意把火掩盖起来，可实际上火还在烧。通常我们经常在肿瘤科听见“像他这样的好人怎么会得癌症”，那么患者很可能是C型人格的人。

知识点6：老年人人格类型

1. 成熟型（健康型）

这类老人对自己一生的事业感到欣慰，对自己的生活容易满足，对家庭和社会容易满意，对老年心理的生物性变化与社会性变化容易适应。这种老年人以科学的态度理解现实，以积极的态度面对现实，不患得患失，因而经得起欢乐与忧伤的考验。这种老人性格开朗，感情真挚，热爱生活，和蔼可亲，平易近人，富于幽默感。这种老人能积极思维，从事力所能及的有意义的活动，保持良好的社会交往，善于调节和控制自己的情绪。“不以物喜，不以己悲”，对遇到的挫折和丧失，甚至是将要到来的死亡，并不感到苦恼与恐惧。这种人性格属慈祥型。

2. 安乐型或休闲型

这类老人承认或接受现实的自我，安于现状，能够较好地顺应角色的变化，选择适合自己的休闲生活，满足于现状，对现状或将来没有计划，无所追求，只想悠闲自得地生活。这种老人缺乏自力更生和进取精神，物质上希望得到别人的帮助，精神上希望得到别人的安慰，胸无大志，不求有功，但求无过，对人对事不感兴趣，不关心他人，舒舒坦坦地过日子。

3. 防御型或自卫型

这类老人自我防卫性强，对自身的衰老和外来的各种不幸采取防卫机制，用紧张的工作和不停的活动来回避老年期的丧失与空虚，无暇顾及闲暇、未来和死亡，对工作有义务感和事业心，忙忙碌碌地过日子。

4. 愤怒型或攻击型

这类老人不满现状、性格粗暴、跋扈、唯我独尊；对自己的生活感到懊恼，怨恨自己一事无成，把失败归于客观；不承认自己衰老，自我闭塞，对人对事均无兴趣，甚至常有对立情绪。

5. 操劳型

这类老人用不断的忙碌填补自己的的生活，一生多是为家人忙碌，考虑他人，忽略自己，并期望通过自己的付出，获得家人的认可。如果家人对自己的付出没有感恩或认为理所当然，操劳型的老人往往会感到委屈和失望。

6. 退缩型（隐居依赖型、自我谴责型、悲观失望型）

（1）隐居依赖型。这类老人大多性格孤僻，不愿与人交往，自己生活在熟悉的圈子

学习笔记

姓名：________ 班级：________ 日期：________

里，对外界的人和事不感兴趣，情感淡漠。同时因为收入减少、生活自理能力下降，对他人和子女会比较依赖，依赖他人照顾。

（2）自我谴责型。这类老人较难适应离开工作岗位、社会地位或角色发生了变化的晚年生活。他们常常留恋过去，对人对事缺乏兴趣，对未来失去信心和希望。由于生活单调、空虚、无聊，心理上更增加了寂寞感和不安全感，容易发展为抑郁症。自我谴责型老人把自己的不幸归罪于自身，常自责自罪，悲观失望，对别人漠不关心，十分孤独。他们认为衰老和死亡并不是一种威胁，而是一种解脱，有的甚至用自杀来了却一生。

（3）悲观失望型。悲观失望型老人对现在和未来生活感到悲观，觉得没有希望，生活也没有乐趣。由于经济收入低，身体健康程度较差，生活缺乏照料，内心空虚，对自己一生或老年生活感到失望。

知识点 7：“1+X”老年期人格变化的特点

随着年龄的增长，由于老化和衰老，老年人的人格特征也会在诸多方面发生某些重要变化。人格是个体区别于他人的稳定而统一的心理特征的总和，是构成一个人的思想、情感、行为的特有统合模式。一般来说，青壮年期健全、成熟的人格有利于老年期健全、成熟的人格的形成，反之亦然。总体来说，老年人人格特点有以下表现：

1. 自我关心

由于跟外界接触减少，对别人的关注和兴趣也降低，相对较关心与自己有关的事，这也是精神能力有限，进行再分配困难的结果。

2. 警戒怀疑

由于感知觉下降，体力及应付外界的能力降低，老年人加强自我保护，并以胡乱猜测、嫉妒、乖僻的形式表现出来。有时还表现为过分地关注自己的身体，对外界事物不关心、自我意识丧失。

3. 墨守固执

较为固执而缺乏应变力，对新事物的接受度降低，坚持传统和老办法，讨厌新奇的东西，偏爱旧的习惯和想法，原因是记忆力减退和学习能力下降。

4. 还童幼稚

退回到年幼时的单纯、天真无邪的幼稚心，这是一种心理自卫现象。另外，老年人还有衰老感以及害怕死亡等。这些人格特质表现并不全是伴随正常的衰老而产生。精神衰老是直接立足于生物学变化之上，但生物学衰老所造成的人格变化，对于在正常衰老过程中的老年人来说没有太大意义，而非生物学因素即衰老的自我感觉、社会和文化的因素、脱离社会等环境因素，会给他们带来更大影响。能够顺利适应非生物学因素的老人，其基本人格是不会有多大变化。

注：此部分内容为“1+X”老年照护职业技能（中级）考点。

学习笔记

姓名：________ 班级：________ 日期：________

学习情境的技能点

技能点 1：人格测验

人格测验（personality test）也称个性测验。测验涉及人的心理状态、情感或行为的非智力方面的人格因素，通常包括对性格、情绪状态、人际关系、动机、兴趣和态度的测量，测量个体行为独特性和倾向性等特征。最常用的方法有问卷和投射技术。问卷法由许多涉及个人心理特征的问题组成，进一步分出多个维度或分量表，反映不同人格特征。常用人格问卷有艾森克人格问卷（EPQ）、明尼苏达多项人格测验（MMPI）和卡特尔 16 因素人格测验（16PF）。投射技术包括几种具体方法，如罗夏克墨迹测验、逆境对话测验、语句完成测验等。目前，由于各国人格心理学家对人格构成分歧很大，而且人格是动态的，不是静态的，常常随着情景的变化而变化。因此，对人格的测验应运用多种方法的结合，交叉使用。互相补充，互相印证，才能达到较好的效果。

实操 大五人格测试

大五人格测试是近年来由专家学者提出来的一种人格描述共识。研究者通过生活中的观察发现，大约有五种人格可以完全表达所有的人格描述方面，由此他们提出了大五人格理论，这套理论也被称为人格的海洋。主要包括开放性（openness）、尽责性（conscientiousness）、外向性（extraversion）、宜人性（agreeableness）和负性情绪（neuroticism）五个方面。这五个特质的首字母构成了“OCEAN”一词，代表了“人格的海洋”。

大五人格量表，即 NEO 人格量表，是建立在大五人格理论的基础之上，由美国心理学家科斯塔（Costa）和麦克雷（McCrae）在 1987 年编制成，属于人格理论中特质流派的人格测试工具，可以帮助测试者更好地了解自身的人格特质。2021 年美国德州农工大学心理学系助理教授张博博士和北京师范大学心理学部黎坚教授联合修订并验证了大五人格量表第二版（big five inventory-2，BFI-2）的中文版。

如果想要全面了解大五人格维度层级下的具体特质，就要使用更冗长的测量工具；但如果仅仅停留在广义的大五人格维度水平上，又会损失不少有意义的人格特质信息。BFI-2 在内容覆盖范围和问卷的简洁性之间取得良好的平衡，是一个理想的测量工具。

BFI-2 不仅可以有效地评估大五人格维度，还可以进一步评估每个维度的三个核心侧面，从而获取更多的信息。

1. 指导语

下面是一些关于个人特征的描述，有些可能适用于你，有些可能不适用于你。比如，你是否同意“我是一个喜欢与他人待在一起的人”？请在下面每个句子前的横线上

学习笔记

填入对应的数字以表明你同意或不同意这个描述。

1	2	3	4	5
非常不同意	不太同意	态度中立	比较同意	非常同意

2. 测试题

我是一个……的人

1. ___ 性格外向，喜欢交际
2. ___ 心肠柔软，有同情心
3. ___ 缺乏条理
4. ___ 从容，善于处理压力
5. ___ 对艺术没有什么兴趣
6. ___ 性格坚定自信，敢于表达自己的观点
7. ___ 为人恭谦，尊重他人
8. ___ 比较懒
9. ___ 经历挫折后仍能保持积极心态
10. ___ 对许多不同的事物都感兴趣
11. ___ 很少觉得兴奋或者特别想要（做）什么
12. ___ 常常挑别人的毛病
13. ___ 可信赖的，可靠的
14. ___ 喜怒无常，情绪起伏较多
15. ___ 善于创造，能找到聪明的方法来做事
16. ___ 比较安静
17. ___ 对他人没有什么同情心
18. ___ 做事有计划、有条理
19. ___ 容易紧张
20. ___ 着迷于艺术、音乐或文学
21. ___ 常常处于主导地位，像个领导一样
22. ___ 常与他人意见不合
23. ___ 很难开始行动起来去完成一项任务
24. ___ 觉得有安全感，对自己满意
25. ___ 不喜欢知识性或者哲学性强的讨论
26. ___ 不如别人有活力
27. ___ 宽宏大量
28. ___ 有时比较没有责任心
29. ___ 情绪稳定，不易生气

学习笔记

姓名：________ 班级：________ 日期：________

30. ___ 几乎没有什么创造性
31. ___ 有时会害羞，比较内向
32. ___ 乐于助人，待人无私
33. ___ 习惯让事物保持整洁有序
34. ___ 时常忧心忡忡，担心很多事情
35. ___ 重视艺术与审美
36. ___ 感觉自己很难对他人产生影响
37. ___ 有时对人比较粗鲁
38. ___ 有效率，做事有始有终
39. ___ 时常觉得悲伤
40. ___ 思想深刻
41. ___ 精力充沛
42. ___ 不相信别人，怀疑别人的意图
43. ___ 可靠的，总是值得他人信赖
44. ___ 能够控制自己的情绪
45. ___ 缺乏想象力
46. ___ 爱说话，健谈
47. ___ 有时对人冷淡，漠不关心
48. ___ 乱糟糟的，不爱收拾
49. ___ 很少觉得焦虑或者害怕
50. ___ 觉得诗歌、戏剧很无聊
51. ___ 更喜欢让别人来领头负责
52. ___ 待人谦逊礼让
53. ___ 有恒心，能坚持把事情做完
54. ___ 时常觉得郁郁寡欢
55. ___ 对抽象的概念和想法没什么兴趣
56. ___ 充满热情
57. ___ 把人往最好的方面想
58. ___ 有时候会做出一些不负责任的行为
59. ___ 情绪多变，容易愤怒
60. ___ 有创意，能想出新点子

3. 检查

请检查是否在每个句子前的横线上都填了相应的数字。

4. 计分方式

大五人格维度及其对应的条目如下所示，R 表示此条目需要反向计分。

学习笔记

姓名：__________ 班级：__________ 日期：__________

（1）大五人格维度。

大五人格维度	题号
外向性	1，6，11R，16R，21，26R，31R，36R，41，46，51R，56
宜人性	2，7，12R，17R，22R，27，32，37R，42R，47R，52，57
尽责性	3R，8R，13，18，23R，28R，33，38，43，48R，53，58R
负性情绪	4R，9R，14，19，24R，29R，34，39，44R，49R，54，59
开放性	5R，10，15，20，25R，30R，35，40，45R，50R，55R，60

（2）大五人格侧面。

社交	1，16R，31R，46
果断	6，21，36R，51R
活力	11R，26R，41，56
同情	2，17R，32，47R
谦恭	7，22R，37R，52
信任	12R，27，42R，57
条理	3R，18，33，48R
效率	8R，23R，38，53
负责	13，28R，43，58R
焦虑	4R，19，34，49R
抑郁	9R，24R，39，54
易变	14，29R，44R，59
好奇	10，25R，40，55R
审美	5R，20，35，50R
想象	15，30R，45R，60

5. 维度解析

外向性得分越高，性格越外向；宜人性得分越高，性格越随和；尽责性得分越高，责任心越强；负性情绪得分越低，表示情绪越稳定，得分越高，表示情绪越不稳定；开放性得分越高，性格越开朗，容易接受新事物。

实操 麦氏画人测验

麦氏画人测验属于投射性人格测验，由美国心理学家麦考沃 1949 年编制。通过画人测验研究被测者的人格特征，可用于 2 岁以上儿童及成人。

（1）测试准备：一支铅笔和一张白纸。

（2）测试要求：受测者画一男孩或女孩，之后再画一与原画不同性别的人像。

学习笔记

姓名：＿＿＿＿ 班级：＿＿＿＿ 日期：＿＿＿＿

（3）主试行为：

1）首先记录者作画时的各部分先后顺序以及过程细节。

2）画完后，要求被试者给所画的人分别编一个故事，讲述画中人物的年龄、学业、职业、家庭和其他有关情况。

3）主试者依据这两张画和故事进行评分与解释。

分析时考虑的因素：男女人物的绝对大小和相对大小，构图的位置，线条的粗细轻重，身体各部位的绘画顺序，如正面或侧面、手臂位置、服装及没有画出来的身体部位、阴影、细节、对称、涂擦等。

（4）绘画特征分析：所绘人像的某些特点还可作为某种人格特征或精神病的指标。如长长的睫毛是癔症的指标，烦琐的衣着是神经症的表现，过大的人像表明冲动的外露，黑色浓重的阴影表明强烈的侵犯冲动，而过小的人像、很少的面部特征或沮丧的面部表情表明患有抑郁症。

（5）注意：不同研究者对各种因素的解释不一。一般认为，被试者有这样一种倾向，即在同性的人像上投射自己能接受的冲动；在异性的人像上投射自己不能接受的冲动。

（6）该测验的优点：实施简便，且对各因素的解释相当有趣；但对于人像图形的解释，即使是训练有素的临床心理学家或临床医生，亦难免带有主观片面性。测验的评分重视质的分析及画图的特质，从中揭示画人者的思想、动机、情绪等人格特征。

知识拓展

马斯洛需要层次理论

马斯洛需要层次理论把需要分成：生理需要、安全需要、社交需要、尊重需要、自我实现需要。生理需要：进食、休息、性等维持有机体生存的需求。安全需要：身体的安全、心理的安全，表现为个体要求稳定、安全、受保护、免受恐惧和焦虑。社交需要：和他人保持关系融洽、保持友谊和忠诚的情感的需要。尊重需要分为自尊的需要和受到他人尊重的需要，自尊的需要是希望自己有实力、能胜任、充满信心、能独立自主；受到他人尊重的需要是希望在别人眼中是值得信赖和高度评价的，体现在希望自己有地位、名誉，获得他人赏识。自我实现需要是实现自己的理想抱负、发挥个人能力到最大程度，成为想要成为的人的需要。

黑暗人格三联征

AB 人格分类从何而来？

学习笔记

姓名：________ 班级：________ 日期：________

学徒实践

利用服务学习或跟岗学徒的机会，帮助服务老人做大五人格测试和画人测验。将过程与结果以图片形式贴在粘贴作业处。

粘贴作业处

粘贴作业处

评价反馈

教师对学生完成的几项任务进行评价，并将评价结果填入下表中。

学习情境 2　老年人人格类型评估			
评价项目		完成质量评价	
		分值	得分
大五人格测试	教师评估	10	
	同学互评	10	
	服务老人评估	10	
画人测验	教师评估	10	
	同学互评	10	
	服务老人评估	10	

学习笔记

姓名：＿＿＿＿＿　班级：＿＿＿＿＿　日期：＿＿＿＿＿

参考文献

[1] 胡英娣. 老年人心理与行为[M]. 北京：海洋出版社，2017.

[2] 罗伯特·费尔德曼. 发展心理学：人的毕生发展[M]. 苏彦捷，邹丹，等译. 北京：世界图书出版公司，2013.

[3] 理查德·格里格，菲利普·津巴多. 心理学与生活[M]. 王垒，王甦，等译. 北京：人民邮电出版社，2016.

[4] 邹文开，赵红岗，杨根来. 失智老年人照护职业技能教材[M]. 北京：化学工业出版社，2019.

[5] 冯晓丽，等. 老年照护[M]. 北京：中国人口出版社，2019.